I0705433

Yoga en silla para personas de la tercera edad

Su viaje de 21 días al equilibrio, la postura y la movilidad - Una guía ilustrada con más de 100 posturas, ejercicios de estiramiento y respiración

Índice

Introducción

El yoga en silla es una forma de yoga más suave y accesible que permite a los practicantes beneficiarse de la práctica, ya sea estando sentados o utilizando la silla para mantenerse en equilibrio. Casi cualquier postura de yoga estándar puede adaptarse al yoga en silla, lo que permite a cualquiera que tenga dificultades con la práctica común en esterilla de yoga desbloquear sus beneficios. Aunque el yoga en silla suele ser utilizado por personas con una amplitud de movimiento limitada, cualquiera puede beneficiarse de esta forma de ejercicio.

El yoga en silla incorpora el elemento de desafío que conlleva el ejercicio. Aunque le anima a poner a prueba sus límites y capacidades, sigue tratándose principalmente de saber qué es lo mejor para usted. Si no es consciente de lo que su cuerpo necesita y de lo que es capaz de hacer, puede lesionarse gravemente. Esto es precisamente para lo que está pensado el yoga en silla. En el yoga en silla, usted no adapta su cuerpo a las posturas, sino son éstas las que se adaptan a usted.

Tanto si lo practica en una silla como en una esterilla, los principios del yoga siguen siendo los mismos. Tiene que centrarse en su respiración, fijarse en sus pensamientos y, lo más importante, estar presente en el momento. Al igual que el yoga estándar, el yoga en silla puede mejorar su fuerza y flexibilidad. También le hace ser más consciente de su cuerpo. El yoga en silla incorpora técnicas de respiración que ayudan a la claridad mental, a aumentar la energía, a concentrarse mejor y a relajarse. El yoga también se asocia con niveles más bajos de estrés y ansiedad, menor riesgo de depresión, mejor control del dolor, mejor sueño y menor colesterol y presión arterial.

Las personas mayores que luchan con ciertos problemas de salud, como la artritis, pueden utilizar el yoga suave como una oportunidad para ejercitarse suavemente sin añadir presión a las articulaciones. Las personas mayores que no están acostumbradas a hacer ejercicio pueden utilizar el yoga en silla para mover el cuerpo a la vez que disminuyen el riesgo de caídas.

Al leer este libro, aprenderá a utilizar el yoga en silla para aumentar la amplitud de movimiento de sus articulaciones, mejorar su postura y potenciar su equilibrio. Además de mejorar la salud física, el yoga en silla también puede mejorar la salud emocional y mental a través de las técnicas de respiración y atención plena que incorpora.

Aunque existen muchos libros sobre ejercicios suaves en el mercado, este libro es único porque utiliza términos sencillos e instrucciones fáciles de seguir, paso a paso, para guiar a los practicantes sobre cómo adoptar cada postura y practicar la respiración consciente de forma segura y eficaz. Todos los ejercicios mencionados en este libro ahorran tiempo y dinero, ya que pueden realizarse desde la comodidad del hogar sin necesidad de acudir a un gimnasio o apuntarse a una clase.

Capítulo 1: Primero los cimientos: Comprender el yoga en silla

A medida que el cuerpo de una persona envejece, su capacidad para realizar actividades físicas a menudo se ve restringida, lo que le hace sentir que sus opciones de ejercicio son limitadas. Por ejemplo, cuando piensa en el yoga, lo primero que le viene a la mente es que requiere todo tipo de flexiones y pliegues de los que su cuerpo no es capaz sin sufrir lesiones. Sin embargo, ¿sabía que existen muchos tipos de yoga? El yoga en silla es una versión revolucionaria del yoga clásico, que utiliza un asiento en lugar de una esterilla y facilita el movimiento con facilidad.

Este capítulo le introducirá en el yoga en silla, incluyendo sus orígenes y beneficios para las personas mayores. Al leerlo, conocerá el papel del yoga en la mejora y el mantenimiento del equilibrio, la movilidad, la postura y la forma física. También leerá sobre los principios básicos del yoga en silla y aprenderá a realizar movimientos suaves a través de las posturas básicas. Por último, aprenderá a preparar su espacio y a usted mismo para una práctica segura y los errores comunes que un principiante debe evitar en el yoga en silla.

La evolución del yoga en silla

La historia del yoga en silla se remonta a varias décadas atrás, y sus primeras raíces se remontan a mediados del siglo XX. Con el objetivo de introducir el yoga en el mundo occidental, en la década de 1950, Elisabeth Haich y Selvarajan Yesudian publicaron un libro titulado Yoga y salud. En él, hablaban de los beneficios holísticos del yoga para la salud, sentando las bases para la integración del yoga en las prácticas de bienestar occidentales. Reconociendo que el yoga tradicional podía no ser adecuado para las personas con capacidades físicas limitadas, en la década de 1960, la profesora de yoga Lakshmi Voelker se propuso idear una forma de yoga más inclusiva. Su objetivo era atender las necesidades de quienes se recuperaban de una lesión, las personas mayores y cualquier otra persona con movilidad limitada. Este enfoque innovador condujo al desarrollo de una serie de estiramientos y movimientos de yoga que podían realizarse cómodamente sentado en una silla, marcando el inicio de la evolución del yoga en silla tal y como se conoce hoy en día.

Durante la década de 1970, las prácticas de yoga en silla se filtraron en los programas de bienestar y atención sanitaria, lo que contribuyó a aumentar su popularidad. Al ver que los ejercicios seguros y de bajo impacto pueden aliviar las molestias y mejorar la flexibilidad, cada vez más médicos y fisioterapeutas reconocen el potencial terapéutico de esta forma de ejercicio. Más tarde, el yoga en silla se incluyó también en las actividades que se ofrecen en las comunidades de jubilados y los centros para personas mayores, ayudando con éxito a mantener el bienestar mental y físico de las personas mayores.

A medida que la práctica evolucionó, incorporó ciertos elementos cruciales del yoga tradicional, como la conciencia de la respiración, las filosofías espirituales y la posibilidad de adoptar posturas (asanas). Estas adiciones proporcionaron a los practicantes una experiencia de yoga integral, combinando los aspectos mentales y físicos de la práctica. En la era de Internet, el yoga en silla se ha vuelto más accesible que nunca. Puede aprender poses, movimientos y estiramientos o incluso tomar clases visuales en línea.

Cómo beneficia el yoga en silla a las personas mayores

Aunque el envejecimiento es una parte natural de la vida, a menudo viene acompañado de dificultades para mantener la salud mental y física y el bienestar. Las personas mayores se enfrentan a menudo a retos como la movilidad reducida, la rigidez muscular, el dolor articular y el estrés, lo que les hace pensar que no podrán tener una vida activa y plena. Aquí es donde el yoga en silla viene al rescate.

Accesibilidad y comodidad

A diferencia del yoga tradicional, que puede suponer un reto físico para las personas mayores con movilidad y flexibilidad reducidas, el yoga en silla es ampliamente accesible para personas de todas las edades y capacidades. Es un ejercicio suave y de bajo impacto que no le hará soportar peso sobre las articulaciones, lo que reduce el riesgo de lesiones. En general, es menos exigente para todo el cuerpo, por lo que puede experimentar todos los beneficios del yoga sin someter a su cuerpo a un estrés y una tensión indebidos.

Ni siquiera tendrá que preocuparse de mantener posturas complejas o de mantener el equilibrio sobre una esterilla de yoga. Puede hacer los ejercicios sentado cómodamente en su silla de confianza. Tendrá la silla como apoyo, por lo que no se distraerá intentando mantener el equilibrio.

Mayor flexibilidad y equilibrio

Uno de los beneficios más conspicuos del yoga en silla para las personas mayores es el aumento de la flexibilidad. Los suaves ejercicios de estiramiento realizados sentado o utilizando una silla como apoyo alivian con éxito la rigidez muscular y mejoran la movilidad de las articulaciones. La práctica también proporciona un entorno seguro para trabajar el equilibrio, ayudando a las personas mayores a ganar estabilidad y confianza en sus movimientos. Con el tiempo, este aumento de la flexibilidad y la mejora del equilibrio facilitan los movimientos cotidianos y reducen el riesgo de caídas. También permite mantener la independencia y realizar las tareas cotidianas con más soltura.

Tratamiento del dolor

Si padece una afección que le causa dolor crónico y malestar, el yoga en silla le ayudará a aliviarlo. Los movimientos sostienen y tonifican suavemente los músculos que rodean las zonas afectadas y favorecen una mejor circulación y la reducción del dolor, permitiéndole mantenerse activo y seguir con su día sin que el dolor se lo impida.

Beneficios para la salud mental

Al incorporar técnicas de atención plena y respiración profunda y promover la relajación y la reducción del estrés, el yoga en silla es ideal para liberar la ansiedad y el estrés. Esto mejora la salud mental, lo que, a su vez, repercute positivamente en la salud física. Dormirá mejor y tendrá más energía a lo largo del día con menos preocupaciones.

El yoga en silla le permite conectar con su cuerpo y sus sensaciones, fomentando la confianza en sí mismo y una visión positiva de la vida. Practicar yoga en silla en grupo es una forma eficaz de combatir la soledad, ya que le proporciona un sentimiento de comunidad y enriquece las relaciones interpersonales, facilitando el mantenimiento de conexiones sólidas con familiares y amigos.

Al mejorar la circulación, el yoga en silla también mejora las funciones cognitivas como la memoria, la atención y la capacidad para resolver problemas. La mejora de la función cognitiva está vinculada a una mayor calidad de vida, ya que le permite mantenerse mentalmente activo y comprometido.

Salud respiratoria, circulatoria y digestiva

Los ejercicios de respiración profunda utilizados en el yoga en silla aumentan la capacidad pulmonar y la circulación de oxígeno, impulsando los niveles de energía y la vitalidad general. Los movimientos suaves y la respiración concentrada contribuyen a reducir la presión sanguínea, disminuir la frecuencia cardiaca y mejorar la circulación. También estimulan los órganos digestivos, ayudando a la digestión y aliviando problemas comunes como el estreñimiento y la indigestión.

Los principios básicos del yoga en silla

El yoga en silla incorpora varios elementos esenciales que lo convierten en una práctica única y gratificante.

Movimientos suaves

Gran parte del yoga en silla se basa en posturas sentadas, que son suaves para el cuerpo a la vez que fomentan la flexibilidad y la fuerza. Ya se trate de giros suaves, estiramientos laterales o flexiones hacia delante, se encontrará moviéndose y ejercitando adecuadamente varios grupos musculares mientras permanece cómodamente sentado en su silla.

Atención plena

Practicar yoga en silla es la forma perfecta de concentrarse mejor en las sensaciones de su cuerpo. Mientras realiza estiramientos y posturas, aprenderá a prestar mucha atención a su respiración, dejando que su mente encuentre la tranquilidad lejos de sus preocupaciones cotidianas. Ser más consciente, incluso durante 10 o 15 minutos al día, favorece el equilibrio emocional, proporcionándole un estado de ánimo más centrado y mejorando y manteniendo su salud y bienestar físico y mental.

Trabajo respiratorio

El yoga en silla hace especial hincapié en el trabajo respiratorio. Con el apoyo de una silla, resulta más fácil dominar las técnicas de respiración profunda y consciente. Sincronizar la respiración con los movimientos aumenta la relajación y favorece un mejor flujo de sangre y oxígeno por el cuerpo y la mente, proporcionando la fuerza y la claridad que necesita para realizar los ejercicios y las tareas cotidianas.

Adaptación

Con la ayuda de simples accesorios, como bloques, correas y almohadas, puede adaptar los ejercicios a sus necesidades, haciéndolos más cómodos. Tanto si tiene una movilidad limitada como si simplemente desea ajustar las posturas y los movimientos a su comodidad personal, el yoga en silla permite practicar con flexibilidad.

Cómo elegir la silla adecuada

El primer paso para comenzar su viaje de yoga en silla es seleccionar la silla adecuada. Al fin y al cabo, su silla será la base de su práctica. Como la comodidad es primordial, opte por una silla que no sea ni demasiado dura ni demasiado blanda. Lo ideal es que tenga un asiento bien acolchado con un respaldo que sujete su columna vertebral.

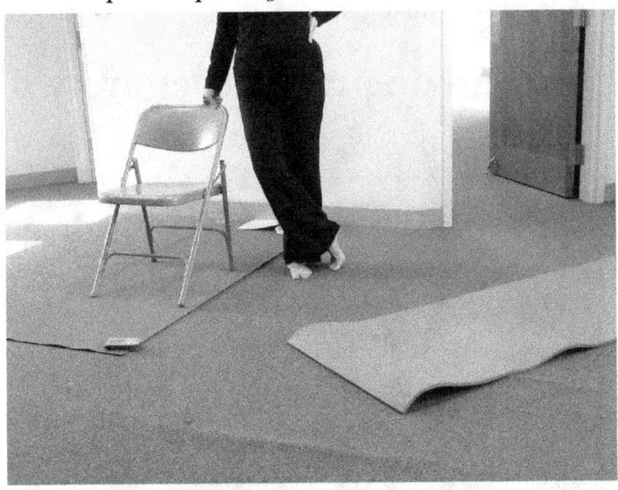

La silla adecuada debe permitir el movimiento, tener la altura correcta y ser cómoda[1]

El yoga en silla requiere una base firme, y usted utilizará la silla como apoyo. Busque una silla con un armazón sólido y estable. Debe soportar sus estiramientos y equilibrios sin tambalearse. Para mayor agarre y seguridad, adquiera una con patas antideslizantes recubiertas de goma.

Aunque muchos optan por sillas plegables por comodidad, no todas serán lo bastante estables. Si desea una estabilidad absoluta, elija una fija o una plegable reforzada.

Deberá asegurarse de que su silla tiene la altura adecuada para su práctica. Cuando esté sentado, sus pies deben descansar planos sobre el suelo y sus rodillas deben formar un ángulo recto. Si sus pies cuelgan o sus rodillas están incómodamente altas, entonces la silla no es la más adecuada para usted, ya que no le permitirá pasar fácilmente de una postura a otra.

Opte por una silla sin reposabrazos o una con los reposabrazos lo suficientemente bajos como para permitirle moverse libremente. Querrá que sus brazos tengan libertad para estirarse y moverse. Un sillón reclinable o una silla de oficina son una opción excelente, sobre todo si tienen respaldo y reposabrazos ajustables.

Si no tiene problemas de equilibrio, puede optar por una mecedora, conocida por crear un efecto relajante. Sin embargo, si tiene problemas de equilibrio, es mejor utilizar una silla simple y estable.

Sea cual sea el tipo de silla por el que opte, pruébela antes de empezar a utilizarla para el yoga en silla (especialmente si va a comprar una silla para este fin específico). Tenga en cuenta las recomendaciones anteriores cuando la pruebe y no se equivocará.

Crear un espacio de práctica seguro y divertido

Ahora que ha encontrado la silla perfecta para el yoga en silla, puede pasar a crear el espacio de práctica perfecto.

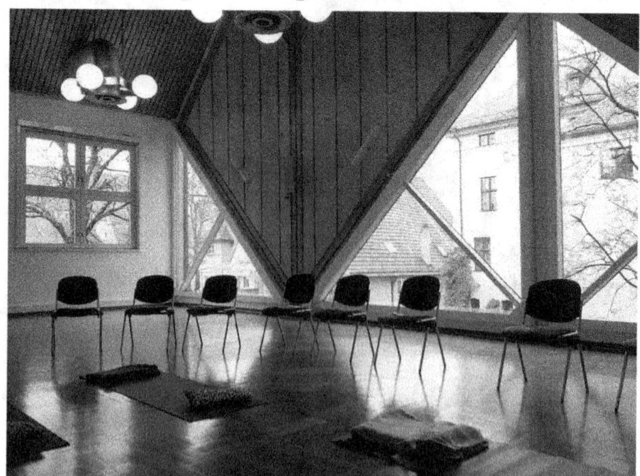

La habitación ideal tendrá mucho espacio y luz natural[2]

Suelos antideslizantes

El suelo de su espacio de práctica desempeña un papel crucial en su seguridad y comodidad. Opte por una superficie suave y antideslizante para amortiguar sus pies y proporcionar una base estable para ellos y la silla. Si el suelo es demasiado resbaladizo o duro, considere la posibilidad de colocar una esterilla de yoga o un antifatiga debajo de su silla para evitar que se deslice y proporcionar a sus pies un aterrizaje suave. Unas prácticas con material antideslizante o, mejor aún, ligeramente acolchado, también harán que sus entrenamientos sean más agradables.

Sillas colocadas adecuadamente y un entorno libre de desorden

Coloque su silla de modo que no obstruya sus movimientos, permitiéndole desplazarse por las posturas sin problemas. Debe estar en el centro de su espacio de práctica, donde pueda acceder cómodamente a ella desde todos los lados. De este modo, creará un punto focal que le ayudará a mantenerse conectado a tierra y concentrado durante su práctica.

Asegúrese de que el espacio alrededor de su silla está libre de muebles o elementos innecesarios. Tener que sortear obstáculos mientras cambia de postura es molesto (lo que significa que perderá la concentración y volverá a estresarse) y aumenta el riesgo de lesiones. Mantener el espacio despejado puede crear un espacio seguro para hacer ejercicio sin distracciones.

Si se ejercita en una habitación que utiliza para otros fines, limpie y desordene regularmente su espacio, asegurándose de que sigue siendo un entorno acogedor y libre de peligros. Mantener su espacio de práctica organizado y ordenado crea un entorno seguro y acogedor que favorece su concentración y bienestar.

Opciones de iluminación

Si es posible, aproveche la luz natural. No sólo iluminará su espacio sin ser demasiado dura, sino que también afectará positivamente a su estado de ánimo. No hay nada mejor que disfrutar del calor del sol mientras se ejercita. Será como si estuviera ejercitándose al aire libre, cerca de la naturaleza, lo que le inspirará a continuar con su jornada de ejercicios.

Si no tiene acceso a luz natural (o si estamos en pleno verano y dejar entrar la luz del sol significaría invitar a temperaturas abrasadoras), utilice luces LED con un espectro de neutro a cálido. Evite las bombillas con luz blanca dura, ya que pueden distraer. También puede animar el ambiente haciendo ejercicio en una habitación con paredes de colores claros.

Depende de usted la opción de iluminación que elija. Sin embargo, recuerde que una iluminación adecuada es vital para prevenir accidentes, por lo que debe evitar hacer ejercicio en una habitación poco iluminada.

Distracciones

Evitar las distracciones es crucial durante la práctica de yoga en silla, ya que pueden sacarle fácilmente de su flujo, haciendo que sus esfuerzos se echen a perder. El ruido puede distraerle tanto como tener objetos en su camino, por lo que también debe tratar de evitarlos. Para sacar el máximo partido a su entrenamiento, elija un espacio donde no le molesten. Si no vive solo, pida a los demás miembros de la familia que le concedan al menos 30 minutos de tranquilidad. Aleje a las mascotas que tenga porque, por muy monas que sean, pueden hacerle perder la concentración o provocar una situación peligrosa en la que pueda lesionarse. Ponga su teléfono en silencio o en vibración para que no le moleste sonando.

Crear la atmósfera adecuada

Si necesita un poco de ayuda para entrar en el estado de ánimo y la mentalidad en la que pueda centrarse en los ejercicios de respiración y los movimientos del yoga en silla, considere la posibilidad de utilizar un poco de ayuda como música, sonidos calmantes o aromaterapia. Cree una lista de reproducción con sus temas instrumentales favoritos o sonidos de la naturaleza que eleven su práctica. Las melodías suaves le ayudarán a relajarse y a profundizar en su conexión con el cuerpo y la respiración. La música influye significativamente en su práctica al crear una atmósfera relajante e inspiradora. La música adecuada potenciará la relajación, reducirá el estrés y favorecerá la respiración profunda. Le ayudará a mantenerse motivado y concentrado durante su práctica.

Una ventilación adecuada es clave para mantener un espacio de práctica cómodo y seguro. Tanto si practica en el interior como en el exterior, asegúrese de que haya un flujo constante de aire fresco. Una circulación de aire adecuada le ayudará a regular la temperatura, evitar el sobrecalentamiento y mejorar su experiencia de práctica en general. También garantiza que tenga acceso a oxígeno fresco, que es vital para respirar profundamente y mantener los niveles de energía durante su entrenamiento. Abra una ventana o utilice un ventilador para mantener la circulación del aire. El aire fresco proporciona oxígeno a sus músculos, mejora la concentración y garantiza que se sienta cómodo durante su práctica.

Además de la música, al difundir en el aire los aromas calmantes o estimulantes de los aceites esenciales, puede crear el ambiente perfecto para la relajación y la concentración adecuada. La aromaterapia mejora la experiencia sensorial de su práctica, permitiéndole conectar con su cuerpo y respirar a un nivel más profundo. Los aromas calmantes de los aceites esenciales reducirán el estrés, promoverán la relajación y crearán un ambiente tranquilo en su espacio de práctica.

Zapatos y ropa

Lleve siempre calzado y ropa cómodos cuando practique yoga en silla. Su ropa no debe ser demasiado ajustada ni holgada, ya que no sólo resultaría incómoda, sino que también podría limitar sus movimientos y aumentar el riesgo de lesiones.

Accesorios y equipamiento

Aunque la belleza del yoga en silla reside en su eficacia sin equipamiento adicional, esto no significa que no pueda utilizar apoyos adicionales si lo desea. Por ejemplo, añadir bolsters (cojín) de yoga y almohadas en lugares estratégicos puede proporcionarle más comodidad y apoyo a sus ejercicios. Puede utilizarlos para modificar posturas, aumentar la relajación y mantener una postura adecuada. Si desea utilizarlos, prepárelos antes de cada práctica y colóquelos al alcance de la mano para acceder a ellos rápidamente durante su práctica. Asimismo, tener a mano bloques de yoga y correas puede ayudarle a que los estiramientos de yoga sean más cómodos. Estos accesorios ayudan a profundizar sus estiramientos y a mantener el equilibrio. Son especialmente útiles para las personas mayores o para los principiantes con movilidad y flexibilidad limitadas.

Espejo

Si no está seguro de estar ejecutando las posturas y los movimientos correctamente, considere la posibilidad de hacerlos frente a un espejo. Los espejos le ayudan a ver si tiene la forma y la alineación adecuadas, y puede autocorregirse si no es así, asegurándose de que está sacando el máximo partido de cada ejercicio. Recuerde, realizar movimientos de yoga con mala forma y alineación puede hacer más mal que bien, ya que puede provocar nuevas lesiones o agravar las antiguas. Sirviéndole de guía, los espejos le garantizan una práctica segura y eficaz.

La importancia del calentamiento

El calentamiento es un paso crucial que no debe saltarse con ningún ejercicio. Para las personas mayores, es la clave para liberar el potencial de su cuerpo, aumentar la flexibilidad y hacer que su práctica sea eficaz y segura. Un calentamiento es una serie de ejercicios y movimientos suaves que preparan su cuerpo para una actividad física más intensa. Ayudan a reducir el riesgo de torceduras y esguinces, aumentan gradualmente el flujo sanguíneo a sus músculos, haciéndolos más flexibles, y le ponen en disposición de ejecutar movimientos y posturas. Los ejercicios de calentamiento suelen incluir movimientos que desafían su equilibrio y coordinación, preparándole para posturas más complejas durante su práctica.

Para comenzar su calentamiento, realice una actividad aeróbica sencilla como elevaciones de piernas mientras está sentado. Esto aumentará su ritmo cardíaco. Después, continúe con suaves círculos con el cuello, giros de hombros, rotaciones de muñeca y círculos con los tobillos para liberar la rigidez de sus articulaciones y músculos. Continúe con estiramientos suaves para mejorar la flexibilidad, reducir la tensión muscular y preparar su cuerpo para movimientos más exigentes. Empiece a respirar profundamente para entrar en un estado de atención plena.

Una vez completado el calentamiento, notará que su cuerpo está más flexible, su mente más calmada y usted más presente en conjunto. Ahora está listo para comenzar su práctica de yoga en silla.

Escuche a su cuerpo

Preste siempre atención a las señales de su cuerpo mientras hace ejercicio. Si siente que un movimiento le causa dolor o molestias o si experimenta mareos, náuseas, dificultades respiratorias o síntomas similares, deténgase y descanse. Si los síntomas no desaparecen, no continúe con el ejercicio. Si sigue experimentando estos síntomas, consulte a su médico al respecto. Del mismo modo, si tiene la tensión alta, una afección cardiaca o respiratoria, o padece alguna enfermedad que afecte a la salud de sus articulaciones y huesos, pregunte a su médico si éste es el ejercicio adecuado para usted. También pueden aconsejarle sobre cómo adaptar los movimientos a sus necesidades.

Ejercicios sencillos de yoga en silla para las personas mayores

Para ayudarle a empezar, he aquí algunos ejercicios sencillos para mejorar su flexibilidad y movilidad.

Estiramiento de cuádriceps de pie

Estiramientos de cuádriceps para mejorar el tono muscular y la circulación sanguínea de las piernas, con el añadido de potenciar la flexibilidad y el equilibrio de las articulaciones.

Instrucciones:

1. Colóquese detrás de la silla, utilizando el respaldo de la misma como apoyo.

2. Desplace su peso hacia una pierna.

3. Doble la rodilla que no está soportando su peso y suba el talón hacia la parte posterior del muslo.

4. Estire la mano hacia atrás para tocarse el tobillo.

5. Sienta la tensión delante del muslo e intente tirar lo más cerca posible de la parte posterior del muslo.

6. Mantenga la posición de 15 a 30 segundos y luego baje la pierna.

7. Con la otra pierna, repita el ejercicio.

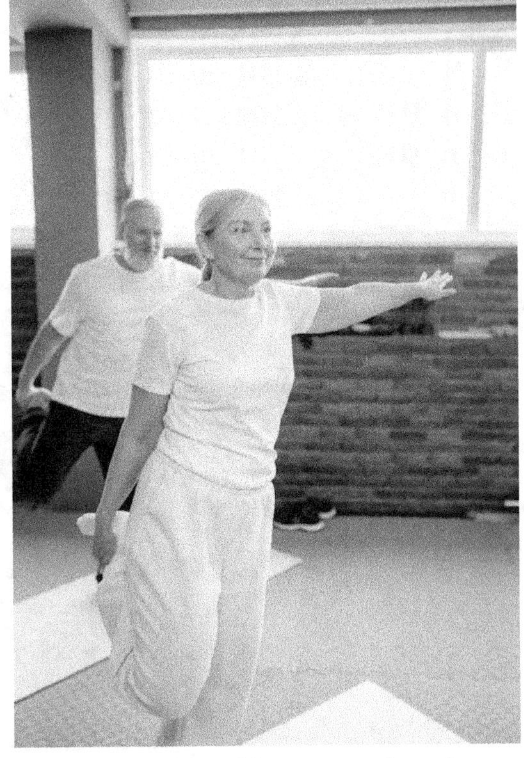

Estiramientos de cuádriceps para mejorar el tono muscular y la circulación sanguínea de las piernas[3]

Estiramiento por encima de la cabeza

Es un entrenamiento ideal para liberar la tensión de los hombros, la espalda y el cuello.

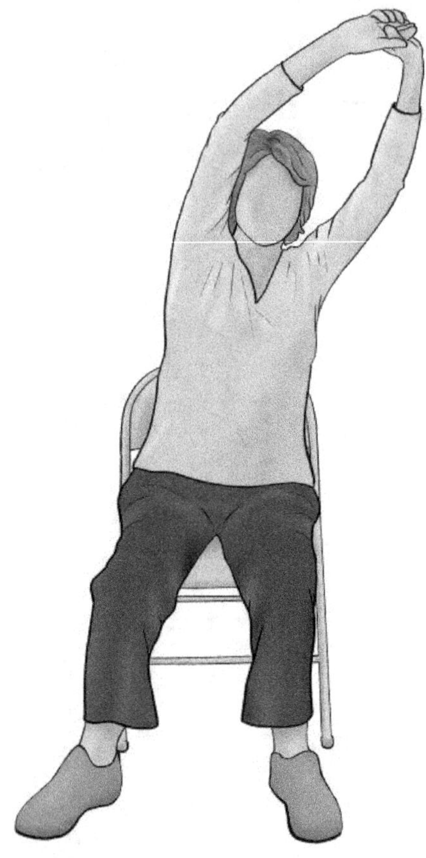

Estiramiento por encima de la cabeza

Instrucciones:

1. Con los pies firmemente plantados en el suelo, tome asiento en una silla.

2. Extienda los brazos rectos por encima de la cabeza.

3. Inspire profundamente y, al exhalar, inclínese hacia un lado.

4. Mantenga ese estiramiento mientras cuenta hasta 15 o 30 (dependiendo de lo que le resulte más cómodo).

5. Vuelva a la posición erguida con las manos estiradas por encima de usted y repita el movimiento de inclinación hacia el otro lado.

Rodilla al pecho

Este movimiento tiene un efecto relajante en la espalda, mejora la flexibilidad y ayuda a aliviar el estrés.

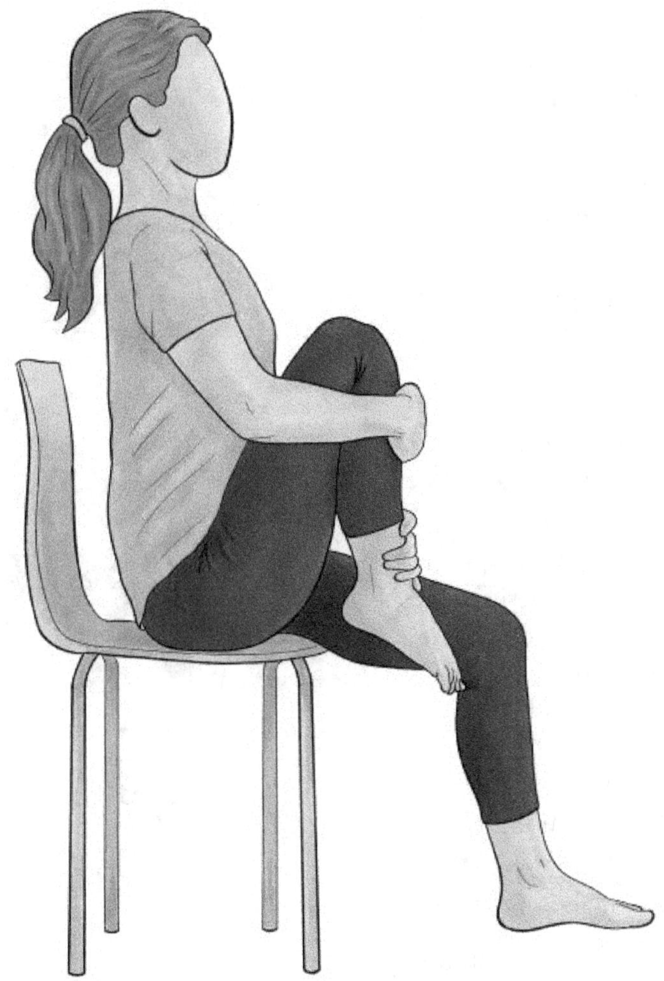

Rodilla al pecho

Instrucciones:

1. Siéntese en el borde de la silla.
2. Manteniendo la espalda recta, lleve las rodillas hacia el pecho, abrazándolas de una en una (abrácelas con las manos).
3. Mantenga la posición de 15 a 30 segundos.
4. Baje la pierna, cambie a la otra rodilla y repita.

Estiramiento de hombros

Este es otro ejercicio para aliviar la rigidez que también le ayudará a mejorar su postura.

Instrucciones:

1. Con los pies apoyados en el suelo, tome asiento en la silla.

2. Levante y extienda el brazo derecho recto delante de usted hasta la altura del hombro.

3. Mueva la mano derecha hacia el omóplato izquierdo, manteniendo el codo derecho doblado.

4. Si no puede alcanzar el hombro o quiere sacar más partido al estiramiento, utilice la mano izquierda para empujar el codo derecho (esto es opcional y, si siente dolor, no tiene por qué hacerlo).

5. Mantenga la posición de 15 a 30 segundos y luego suéltela.

6. Repita el movimiento con el brazo izquierdo.

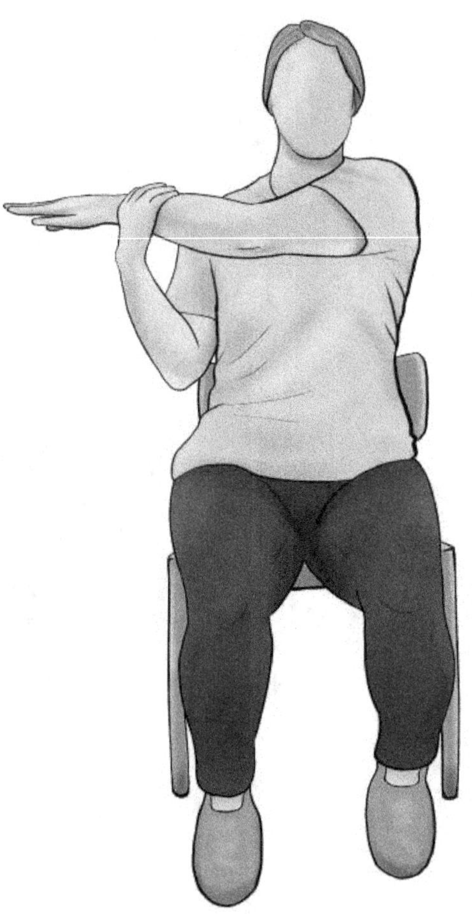

Estiramiento de hombros

Historias de éxito a través de testimonios

Desde hace años, padezco artritis, que me provoca fuertes brotes de dolor en las articulaciones y empeora cada vez más mi postura. Aunque al principio era escéptica al respecto, el yoga en silla fue el primer ejercicio que me permitió no sólo moverme, sino también mejorar mi flexibilidad y movilidad. Mi núcleo se fortalece y mi postura ha mejorado muchísimo, y sin ejercer una presión añadida sobre mis articulaciones. Ahora incluso duermo mejor, y me preocupa menos perder mi independencia debido a la disminución de mi movilidad. Me encanta que con el yoga en silla pueda seguir viendo mejoras en mi salud a mi edad. - Caroline, 86 años

Tuve una grave lesión de cadera, que me dejó con dificultades para moverme tanto como me gustaría. Como parte de la fisioterapia después de mi lesión, me recomendaron que hiciera ejercicios de bajo impacto. Encontré el yoga en silla, y pronto aprendí que es exactamente lo que necesito. Con el yoga en silla, puedo ejercitar todo el cuerpo sin tener que tirarme al suelo, lo que no me resulta fácil debido a mi lesión de cadera. La práctica, que me resultó increíblemente calmante y reconstituyente, me ayudó a potenciar el equilibrio, la fuerza y la flexibilidad. - Leah, 72 años

Desde que tengo uso de razón, he sido una persona activa. Sin embargo, debido a una serie de lesiones que sufrí hace una década, los ejercicios de bombeo cardíaco y de prueba de flexibilidad que solía hacer con alegría me parecen ahora algo que haría en otra vida. Aun así, me niego a aceptar que no puedo hacer nada de ejercicio y dejar que mi movilidad y mi forma física se deterioren aún más. Cuando leí por primera vez sobre el yoga en silla, me dije que quizá era algo que podía hacer. Lo probé, me gustó y continué haciendo ejercicios regulares de yoga en silla. Haciendo yoga en silla sólo entre 10 y 15 veces al día, noté que mi cuerpo se volvía más flexible, mis hombros y espalda estaban menos tensos y mi estado de ánimo también mejoró. También me gustó que hay ejercicios que se dirigen a las diferentes partes del cuerpo, así que, si por casualidad tiene un brote o una lesión en una parte del cuerpo, puede simplemente hacer ejercicios que la eviten, pero que sigan fortaleciendo otras. - Robert, 68 años

Ahora que ya se ha familiarizado con los maravillosos beneficios del yoga en silla para las personas mayores y ha aprendido a iniciarse en esta práctica de forma segura, puede pasar a los capítulos siguientes, que le presentarán el programa de 21 días y los ejercicios específicos de yoga en silla basados en los elementos fundamentales de este capítulo.

Capítulo 2: 21 días para mejorar la movilidad: Rutinas diarias suaves

Este capítulo esboza un plan de 21 días, cada día introduciendo una rutina suave de yoga en silla para mejorar lentamente su equilibrio, postura y movilidad. Los entrenamientos regulares son fundamentales para potenciar estos aspectos, especialmente con actividades de bajo impacto como el yoga en silla. El plan de entrenamiento tiene ejercicios dirigidos a diferentes partes del cuerpo, lo que le permite descansar las articulaciones y los músculos de una parte del cuerpo sin dejar de trabajar las demás. Además de las posturas y movimientos para estirar, fortalecer y más, recibirá instrucciones para la atención plena. Para rematar, el plan también incorpora días de descanso con ejercicios de respiración y meditación.

Día 1

La rutina de este día se centra en el establecimiento de una conexión a tierra, que tiene dos aspectos: el físico y el mental. La parte física del enraizamiento empieza por sentarse correctamente en la silla.

Instrucciones:

1. Plante los pies planos en el suelo. No arquee los pies. Aquí es cuando le resultará útil llevar un calzado cómodo pero adecuado: debe poder sentir tanto el talón como la parte delantera de la planta del pie firmemente apoyados en el suelo.

2. Coloque las manos debajo de la pelvis, con las palmas hacia arriba. Moviendo las caderas ligeramente hacia delante y hacia atrás, podrá sentir cómo se mueven los huesos isquiones en las palmas de las manos.

3. Retire las manos de debajo de la pelvis y concéntrese en sentir

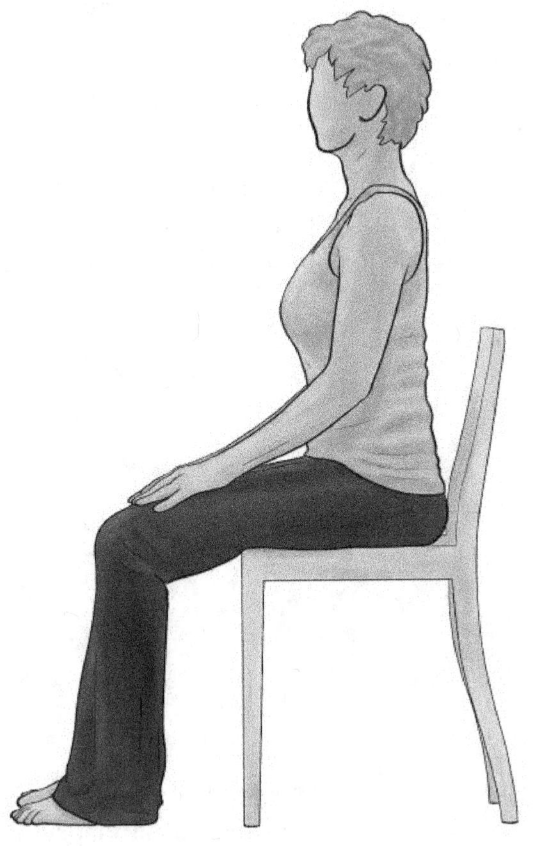

Sus pies no deben estar arqueados; en su lugar, los talones deben estar plantados en el suelo

de nuevo esos huesos isquiones, ahora sólo tocando la silla. Cuando se siente recto, debería poder sentirlos igualmente sobre la silla. Esto es para darle una idea de cómo debe colocar las caderas en la silla durante los ejercicios sentado. También sirve de calentamiento.

4. Coloque las manos sobre los muslos, con las palmas hacia arriba, y relaje los hombros.

5. Para pasar al aspecto mental del enraizamiento, cierre los ojos o suavice la mirada.

6. Respire con normalidad y centre su mente en la sensación de conexión con la silla.

7. Dedique un tiempo a inspirar y espirar hasta que tenga una sensación de calma y concentración totales.

Día 2

La rutina de hoy se centra en estirar los músculos del cuello, el primer paso para mejorar la postura y la movilidad.

Instrucciones:

1. Deje caer suavemente la oreja derecha hacia el hombro derecho. Sienta el estiramiento en el lado izquierdo del cuello mientras mantiene la postura durante cinco segundos.

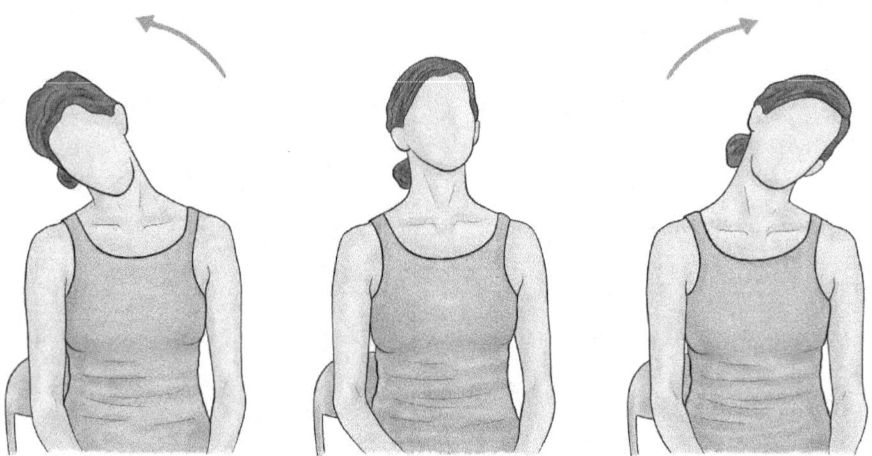

Deje caer suavemente la oreja derecha hacia el hombro derecho

2. Deje caer la barbilla hacia el pecho, manténgala así un segundo, luego mueva la oreja izquierda hacia el hombro izquierdo, manteniendo esa postura durante cinco segundos.

3. Vuelva a dejar caer la barbilla hacia el pecho poco antes de levantar la cabeza, girarla y mirar hacia la derecha.

4. Gire la cabeza hacia atrás, mirando al frente, y luego gírela hacia la izquierda, mirando en esa dirección.

5. Termine girando los hombros. Muévalos lentamente hacia delante y hacia atrás, sintiendo cómo la tensión abandona sus hombros. Invierta el movimiento y sienta que sus hombros se relajan por completo.

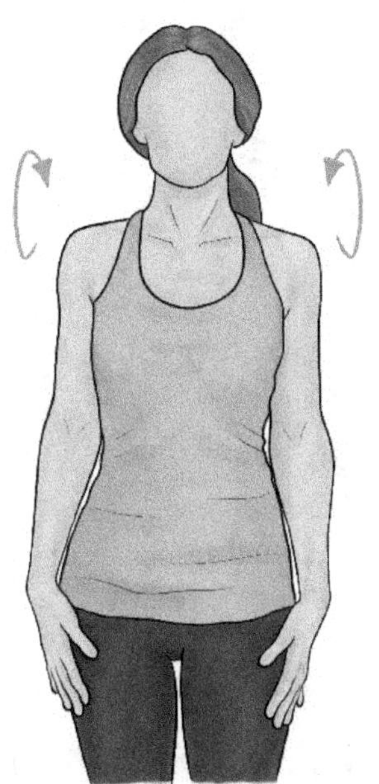 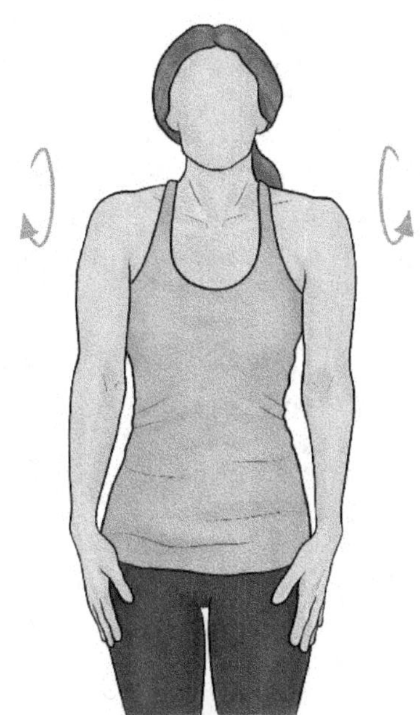

Termine rodando los hombros

Día 3

La rutina de hoy está diseñada para ayudarle a liberar la tensión de las muñecas y favorecer la movilidad de estas articulaciones esenciales.

Instrucciones:

1. Con los pies apoyados en el suelo, siéntese cómodamente en el borde de la silla.

2. Extienda los brazos delante de usted, paralelos al suelo.

3. Comience a rodear las muñecas en el sentido de las agujas del reloj, guiándose con las puntas de los dedos.

4. Realice de 10 a 15 círculos con las muñecas en el sentido de las agujas del reloj.

5. Invierta la dirección, haciendo círculos con las muñecas en sentido contrario a las agujas del reloj de 10 a 15 veces.

6. Baje los brazos y relájese, sintiendo las muñecas más relajadas.

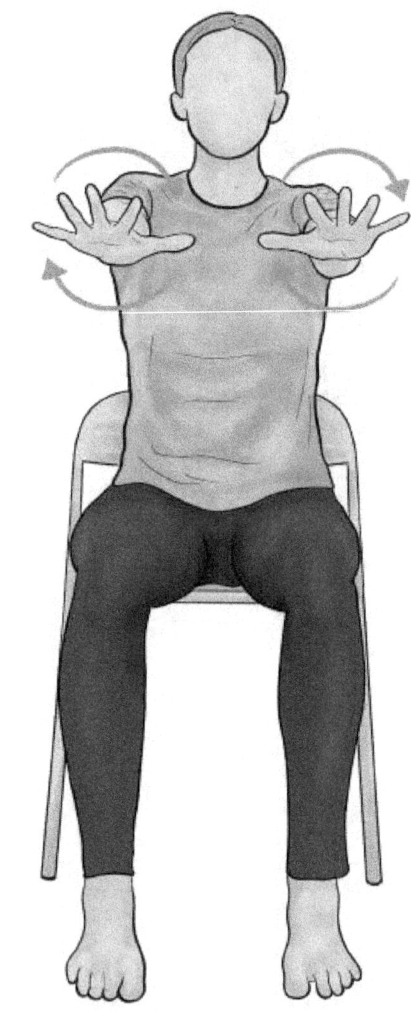

Este ejercicio ayuda a liberar la tensión de las muñecas

Día 4

La rutina de hoy es un ejercicio de apertura para las articulaciones de la cadera, que facilita el movimiento y mejora la movilidad general.

Instrucciones:

1. Mantenga los pies plantados en el suelo mientras se sienta en el borde de la silla.
2. Coloque las manos sobre las rodillas.
3. Inhale profundamente y siéntese erguido.
4. Exhale mientras lleva lentamente la rodilla derecha hacia el pecho, sujetándola con las manos.
5. Inhale y devuelva el pie derecho al suelo.
6. Exhale y repita el movimiento con la rodilla izquierda.
7. Continúe este suave movimiento durante 1 o 2 minutos, sintiendo la liberación y relajación en sus caderas.

Día 5

Hoy será su primer día de descanso. En lugar de un entrenamiento, hoy puede centrarse en aprender la siguiente técnica de respiración calmante. Es un calmante para el estrés y un potenciador de la concentración que promueve mejores funciones cognitivas.

Instrucciones:

1. Siéntese en su silla y coloque una mano en el pecho y la otra en el vientre. De este modo, sentirá los movimientos al respirar.
2. Respire lenta y profundamente por la nariz. Mientras inspira, imagine que su vientre se llena de aire como un globo que se infla.
3. Exhale lentamente por la boca. Sienta cómo se deshincha su vientre al soltar el aire.
4. Continúe con esta respiración rítmica, inhalando a la cuenta de cuatro y exhalando a la cuenta de seis.
5. Mientras respira, suelte cualquier tensión o preocupación. Concéntrese únicamente en la subida y bajada de su vientre.

Día 6

Los ejercicios de tobillo de la rutina de hoy fomentan la flexibilidad y alivian la tensión en los tobillos.

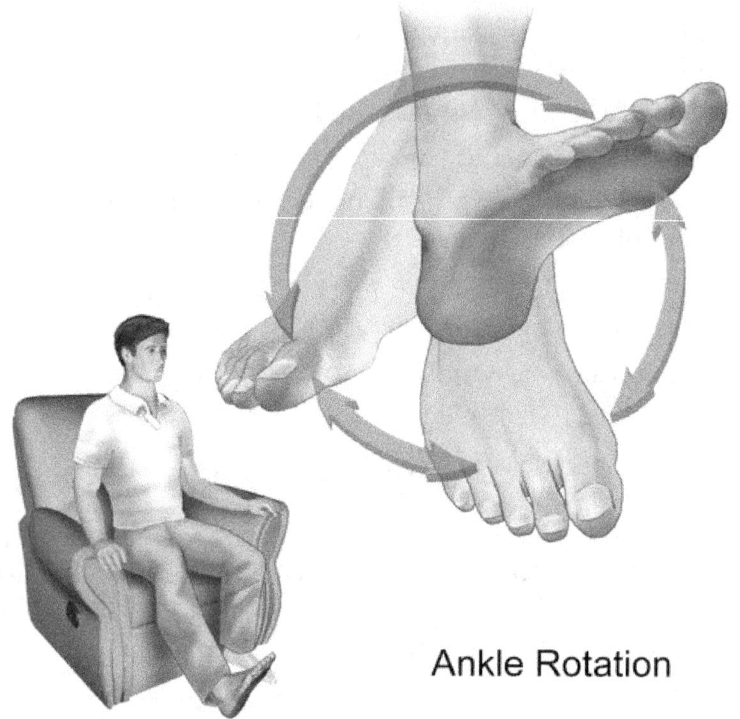

Este ejercicio para los tobillos favorece la flexibilidad y alivia la tensión en los tobillos[4]

Instrucciones:

1. Manteniendo los pies apoyados en el suelo, siéntese cómodamente en el borde de la silla.

2. Levante el pie derecho del suelo y, manteniendo la pierna relajada, comience a hacer círculos con el tobillo en el sentido de las agujas del reloj.

3. Realice de 10 a 15 círculos en el sentido de las agujas del reloj con el tobillo derecho.

4. Invierta la dirección, girando el tobillo en sentido contrario a las agujas del reloj de 10 a 15 veces.

5. Baje el pie derecho al suelo y repita los círculos con el tobillo del pie izquierdo.

6. Inhale y exhale profundamente, disfrutando de la sensación de relajación en los tobillos.

Día 7

Hoy aprenderá la postura de sujeción de brazos invertida, que hace maravillas con su sentido del equilibrio y mejora su concentración.

Instrucciones:

1. Siéntese en una silla robusta (se recomienda un asiento sin brazos para este ejercicio) con los pies apoyados en el suelo, separados a la anchura de las caderas. Mantenga la espalda erguida y los hombros relajados.

2. Extienda los brazos frente a usted a la altura de los hombros. Respire profundamente, concentrándose en su intención de reunir fuerzas.

3. Exhale y lleve el brazo izquierdo a la espalda y dóblelo. El dorso de la palma debe tocar su espalda. Haga lo mismo con el derecho y sujete el codo izquierdo con la mano derecha.

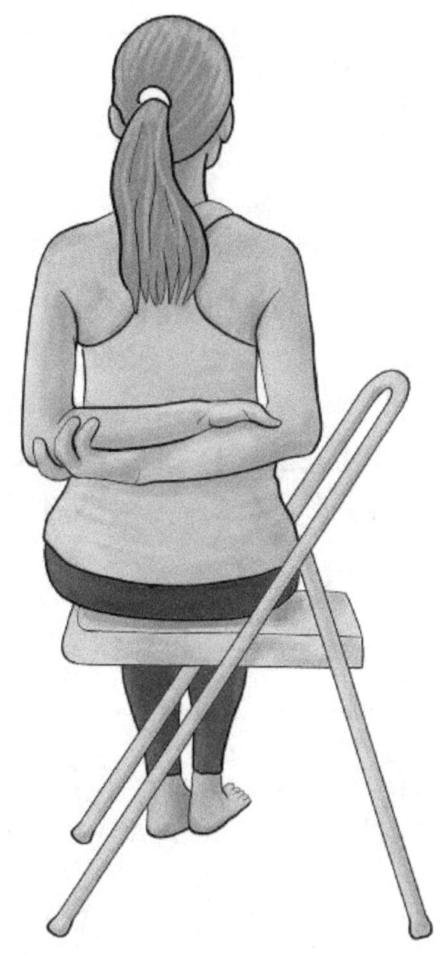

Esta postura hace maravillas para su sentido del equilibrio y mejora su concentración

4. Mientras inhala profundamente una vez más, apriete los músculos del núcleo para conseguir estabilidad.

5. Mantenga esta postura durante al menos 20 o 30 segundos, concentrándose en la fuerza que le proporciona al sentarse erguido.

6. Cuando esté listo para abandonar la postura, respire hondo y suelte los brazos, llevándolos con cuidado a una posición normal frente a usted.

Día 8

La rutina de hoy, el Estiramiento gato-vaca sentado, es perfecta para flexibilizar la columna vertebral, liberar tensiones reprimidas y mejorar la postura.

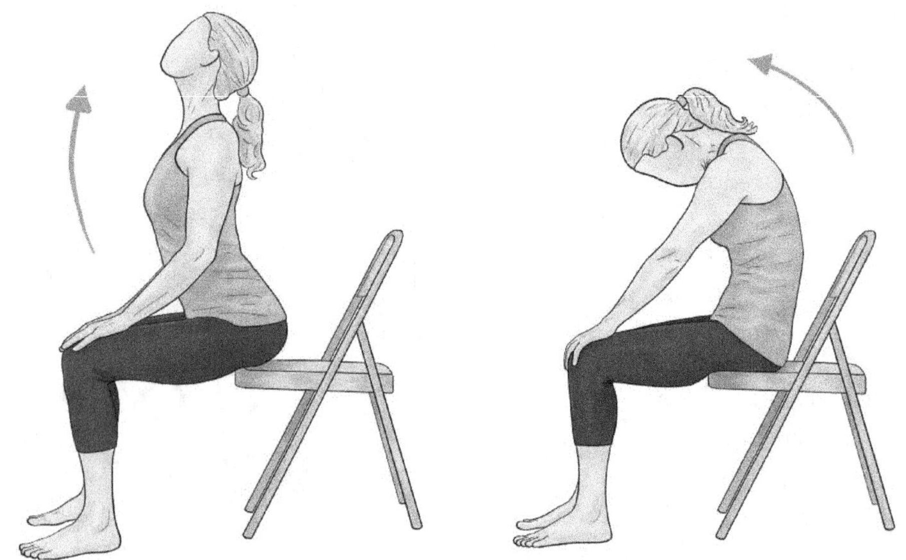

El estiramiento gato-vaca sentado es perfecto para abrazar la flexibilidad a través de la columna vertebral.

Instrucciones:

1. Siéntese cómodamente en la silla con los pies apoyados en el suelo y las manos apoyadas en los muslos, con las palmas hacia abajo.

2. Respire hondo y arquee lentamente la espalda, levantando el pecho hacia el techo. Levante la barbilla junto con la mirada hacia arriba como si fuera una vaca mirando al cielo.

3. Al exhalar, cambie lentamente a redondear la espalda, con el pecho girando hacia abajo y la barbilla acercándose al pecho.

4. Meta su ombligo para completar la posición de gato.

5. Continúe alternando entre las dos posturas, centrándose en su respiración constantemente.

6. Incluso uno o dos minutos de esta pequeña rutina harán maravillas para su columna vertebral y su postura, y puede hacerla varias veces al día, sobre todo si tiende a permanecer sentado demasiado tiempo.

Día 9

Hoy prestará atención a la zona lumbar y los isquiotibiales con estiramientos suaves que alivian la tensión y les devuelven su movilidad.

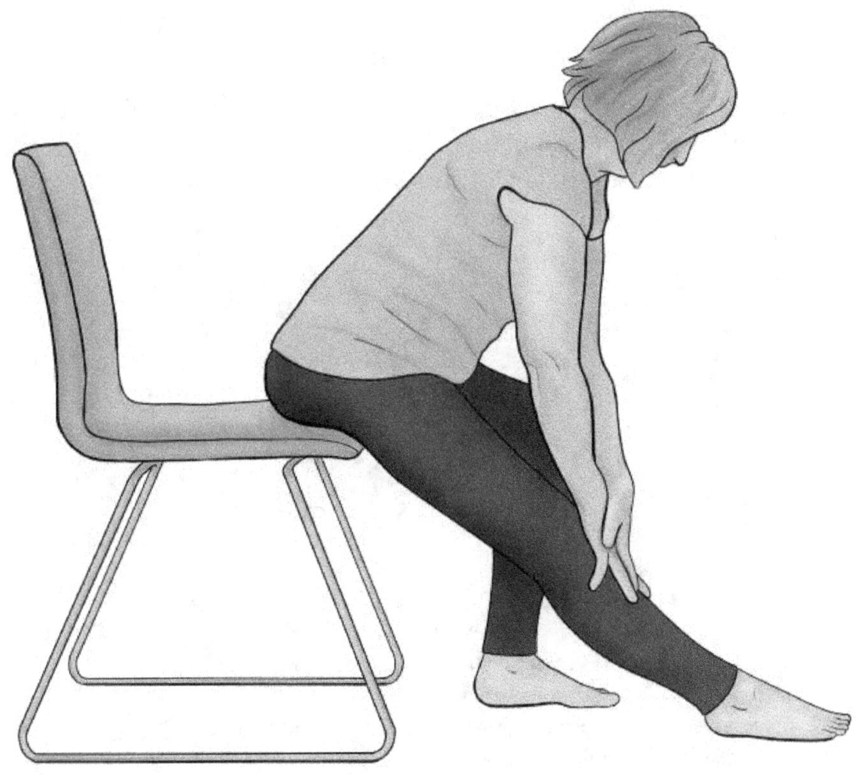

Estirar la zona lumbar y los isquiotibiales mejorará mucho su movilidad

Instrucciones:

1. Siéntese erguido en la silla con las piernas extendidas delante de usted.

2. Inhale profundamente mientras levanta los brazos por encima de la cabeza, estirando la columna vertebral.

3. Exhale y muévase suavemente hacia delante, doblando las caderas. Siga bajando las manos hasta donde se lo permita su cuerpo. Debe

ser un movimiento fluido; si le causa molestias, deténgase.

4. Baje lentamente la cabeza hacia las rodillas. Sienta cómo se estiran los músculos a lo largo de la columna vertebral y la parte posterior de las piernas.

5. Mantenga esta postura de 15 a 30 segundos, respirando profundamente y relajándose. Sienta cómo se disuelve la tensión.

6. Respire hondo y levántese lentamente hasta quedar sentado, extendiendo los brazos rectos por encima de la cabeza.

Día 10

La meditación consciente promueve la regulación emocional, reduce el estrés y mejora el bienestar general al permitirle estar plenamente presente en el momento. Hoy aprenderá a realizar una técnica de meditación consciente sencilla pero tanto más poderosa.

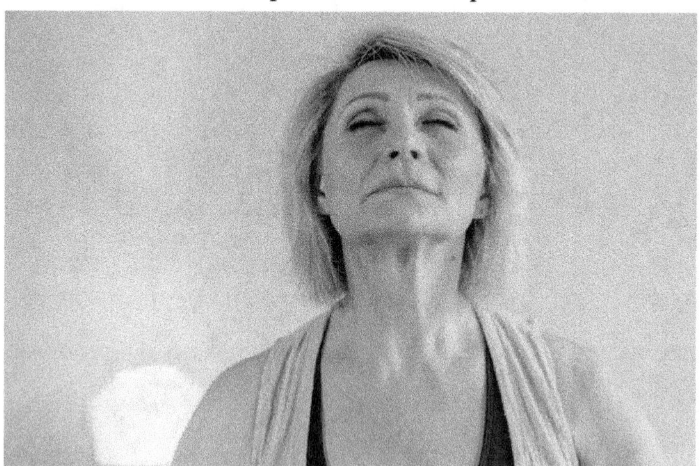

La meditación consciente promueve la regulación emocional, reduce el estrés y mejora el bienestar general al permitirle estar plenamente presente en el momento[5]

Instrucciones:

1. Siéntese cómodamente en su silla con los pies firmemente plantados en el suelo, asegurándose de que su espalda está recta y sus hombros relajados.

2. Cierre suavemente los ojos (o suavice la mirada, lo que le resulte más cómodo), aislando el mundo exterior y dirigiendo su atención hacia el interior.

3. Dirija su atención a la respiración, observando su ritmo natural sin intentar controlarla.

4. Cuando los pensamientos empiecen a surgir inevitablemente, reconózcalos sin juzgarlos, dejándolos pasar sin interactuar con ellos.

5. Vuelva a centrarse suavemente en su respiración y aléjese de sus pensamientos caprichosos, utilizando su respiración como ancla al momento presente.

Día 11

La rutina de hoy le trae otro entrenamiento de cuello y hombros para mejorar la movilidad y flexibilidad de esta zona.

Instrucciones:

1. Siéntese recto en la silla, con los pies apoyados en el suelo y los hombros relajados.

2. Mientras respira profundamente, levante las manos a la altura de los hombros, primero manteniéndolas rectas, y después levantando sólo la parte inferior de los brazos hacia el cielo, con las palmas hacia delante.

3. Apriete los omóplatos a la vez que tira de los hombros hacia abajo suavemente.

4. Levante los brazos hacia el techo, con las palmas hacia dentro.

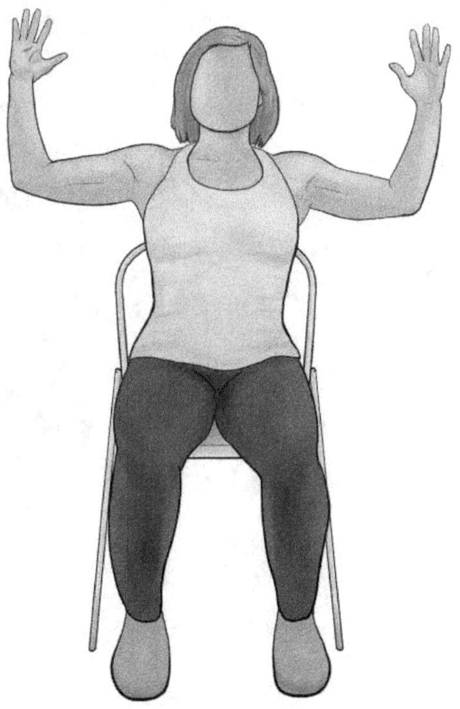

Estiramiento de la movilidad del cuello y los hombros

5. Active los músculos centrales mientras estira los brazos hacia arriba como si intentara alcanzar el techo. Siga empujando los hombros hacia abajo: nunca deben estar cerca de las orejas.

6. Mantenga la postura de 15 a 20 segundos y luego suéltela con una gran exhalación.

Día 12

La rutina de hoy le trae otro estiramiento espinal para mejorar su postura y movilidad. Se trata de un giro espinal que actúa sobre todo el cuerpo, estimulando los órganos, impulsando el flujo sanguíneo y proporcionándole una mayor claridad mental.

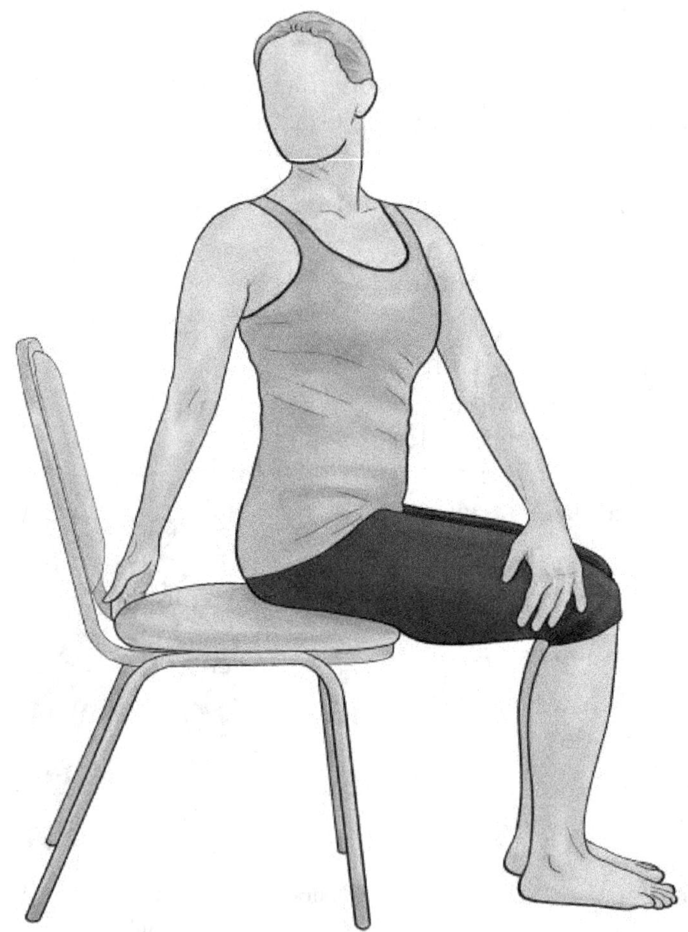

La torsión vertebral sentado elimina suavemente la tensión de la columna vertebral

Instrucciones:

1. Siéntese con las piernas extendidas delante de usted. Asegúrese de tener la espalda recta y los hombros relajados.

2. Doble la rodilla izquierda y crúcela sobre la pierna derecha, plantando el pie izquierdo en el suelo.

3. Mientras respira profundamente, levante el brazo derecho por encima de la cabeza, alargando la columna y llegando tan arriba como su cuerpo le permita sin sentir molestias.

4. Al exhalar, gire el torso hacia la izquierda, llevando el codo derecho al lado exterior de la rodilla izquierda.

5. Agárrese a la silla con la mano izquierda si necesita apoyo para mantener el equilibrio.

6. Permanezca en esta postura de 15 a 30 segundos, respirando profundamente. Si puede girar suavemente un poco más con cada exhalación, hágalo. Si no, no pasa nada.

7. Respire hondo mientras se endereza, bajando el brazo derecho, y luego cambie de lado.

Día 13

Con la flexión hacia delante sentada de la rutina de hoy, podrá liberar la tensión de la zona lumbar, alinear la columna vertebral, mejorar la postura e incluso estimular la circulación sanguínea en los isquiotibiales.

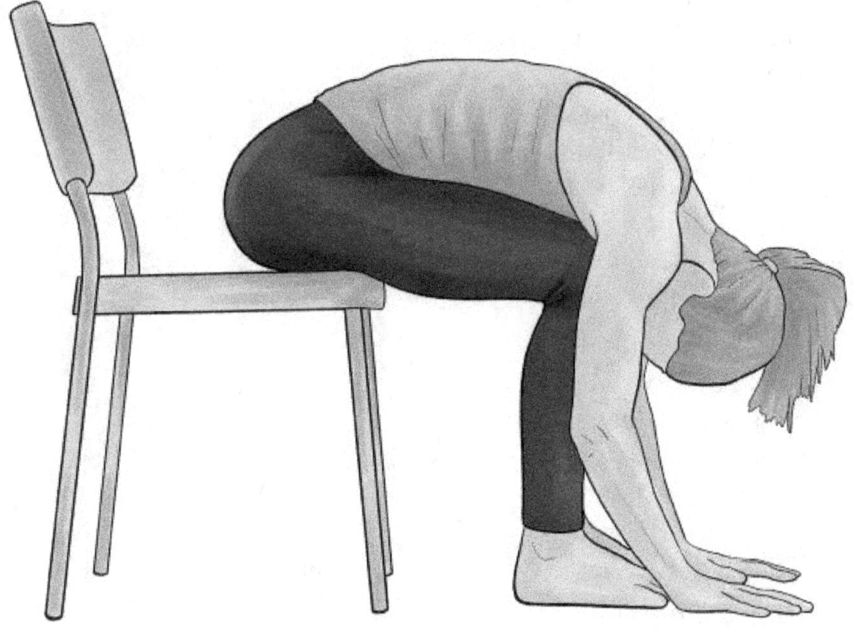

Flexión hacia delante sentado

1. Mantenga las manos apoyadas en los muslos y los pies apoyados en el suelo mientras toma asiento en la silla.

2. Inhale profundamente, estirando la columna y sentándose recto.

3. Exhale mientras dobla las caderas y baje lentamente el torso hacia delante, acercando las manos a los pies o al suelo.

4. Si es posible, tóquese las espinillas o los tobillos, pero sólo si puede mantener la espalda recta mientras lo hace.

5. Mantenga esta posición durante 30 segundos o más, respirando profundamente y permitiendo que su cuerpo se relaje en la flexión hacia delante.

6. Inhale mientras se eleva lentamente hasta una posición erguida.

Día 14

La rutina de hoy incluye la clásica postura de la paloma adaptada al yoga en silla. Mejora la movilidad de las articulaciones de la cadera, alivia los puntos de tensión y aumenta la flexibilidad y el equilibrio de la parte inferior del cuerpo.

Instrucciones:

1. Siéntese con la espalda recta, los pies apoyados en el suelo (separados a la anchura de las caderas) y las manos apoyadas en los muslos.

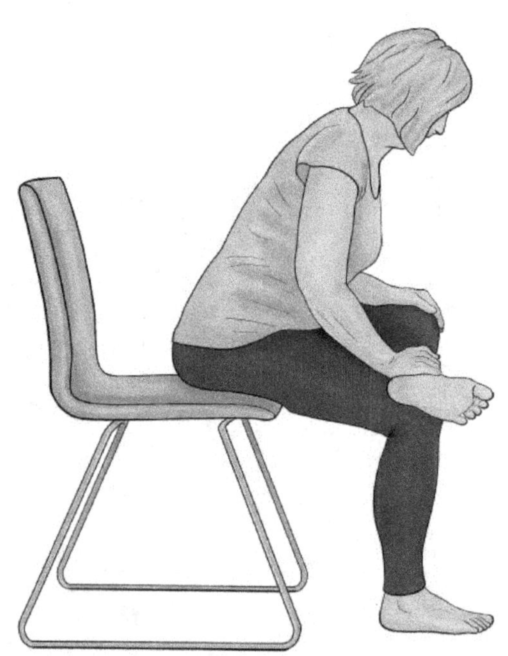

La clásica postura de la paloma alivia los puntos de tensión y mejora la movilidad de la articulación de la cadera

2. Inhale profundamente y, al exhalar, levante ligeramente el pie izquierdo del suelo. Flexione la pantorrilla izquierda para activar los músculos de esta pierna.

3. Ahora, el tobillo izquierdo sobre la rodilla derecha forma una figura de cuatro con las piernas, que es la base de la postura de la paloma.

4. Respire hondo de nuevo y siéntese erguido, sintiendo cómo se alarga su columna vertebral.

5. Libere su respiración e inclínese lentamente hacia delante con la parte superior del cuerpo, manteniendo la espalda recta. Ahora, sentirá cómo se estiran los músculos de la cadera izquierda y la parte externa del muslo.

6. Mantenga esta postura entre 20 y 30 segundos, respirando profundamente y manteniendo la concentración.

7. Inhale mientras se sienta recto y baja el pie izquierdo de nuevo al suelo.

8. Repita la misma secuencia con la pierna derecha.

Día 15

Es hora de otro ejercicio de respiración. Hoy aprenderá la respiración del cuadrilátero, que le ayudará a aliviar el estrés, mejorar su autocontrol y mantener sus emociones bajo control.

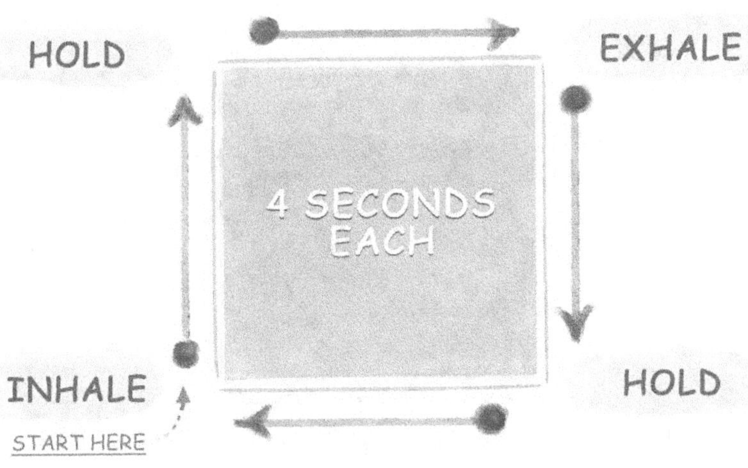

La respiración del cuadrilátero le ayudará a aliviar el estrés y a mejorar su autocontrol

Instrucciones:

1. Siéntese cómodamente, cierre los ojos y respire profundamente. Su objetivo es encontrar su paz interior, así que necesitará una base de serenidad.

2. Inhale profundamente por la nariz mientras cuenta hasta cuatro. Imagine que está dando vueltas alrededor de un cuadrilátero.

3. Aguante la respiración durante otra cuenta de cuatro y véase en la parte superior del cuadrilátero.

4. Exhale lentamente por la boca durante otra cuenta de cuatro. Ahora, avance lentamente hacia un lado de la caja.

5. Haga una pausa y mantenga la respiración durante la misma cuenta de cuatro. Ha superado la parte inferior y se ha desplazado hacia el lado este del cuadrilátero.

6. Repita el proceso visualizándose dando vueltas alrededor del cuadrilátero mientras inhala, retiene, exhala y hace una pausa.

Día 16

La versión de yoga en silla de la postura del árbol de la rutina de hoy está recomendada para quienes deseen trabajar su flexibilidad y equilibrio, pero les cueste mantener la concentración.

Instrucciones:

1. Siéntese en la silla con los pies separados a la anchura de las caderas. Plante los pies firmemente en el suelo, incluso puede visualizar pequeñas ramas que crecen de él como si lo anclaran aún más en su lugar. Imagine que sus pies echan raíces en la tierra, enraizándose.

2. Coloque la planta del pie derecho sobre la parte interna del muslo izquierdo o la pantorrilla y levántelo suavemente del suelo.

3. Mientras levanta los brazos y respira profundamente, junte las palmas de las manos delante del pecho. Al principio, puede sentir que se balancea.

La versión de yoga en silla de la postura del árbol de la rutina de hoy se recomienda para quienes deseen trabajar su flexibilidad

4. Continúe respirando hasta que encuentre el equilibrio y la concentración.

5. Inhale profundamente y levante los brazos rectos por encima de la cabeza, con las palmas hacia dentro y los dedos estirados como si alcanzaran el cielo.

6. Mientras tanto, mantenga la cabeza y la barbilla rectas. Encontrar un punto focal delante de usted con la mirada le ayudará a mantener el equilibrio.

7. Mantenga esta postura durante 30 segundos o más, luego suelte suavemente y cambie de lado.

Día 17

La rutina de hoy le trae un estiramiento lateral sentado para fomentar la flexibilidad de la columna vertebral, mejorar la postura y aumentar la amplitud de movimiento de la parte superior del cuerpo.

Instrucciones:

1. Adoptando una postura cómoda en el borde de la silla, coloque las manos sobre los muslos y mantenga los pies apoyados en el suelo.

2. Inhale profundamente, extienda la columna vertebral y siéntese erguido.

3. Exhale mientras extiende el brazo derecho por encima de la cabeza, doblando la parte superior del cuerpo hacia el lado izquierdo.

4. Sienta el estiramiento a lo largo de su costado derecho, desde la cadera hasta la punta de los dedos.

5. Inhale mientras vuelve a la posición erguida.

6. Exhale y repita el estiramiento en el lado izquierdo, extendiendo el brazo izquierdo por encima de la cabeza e inclinando la parte superior del cuerpo hacia la derecha.

7. Inhale mientras vuelve a la posición erguida.

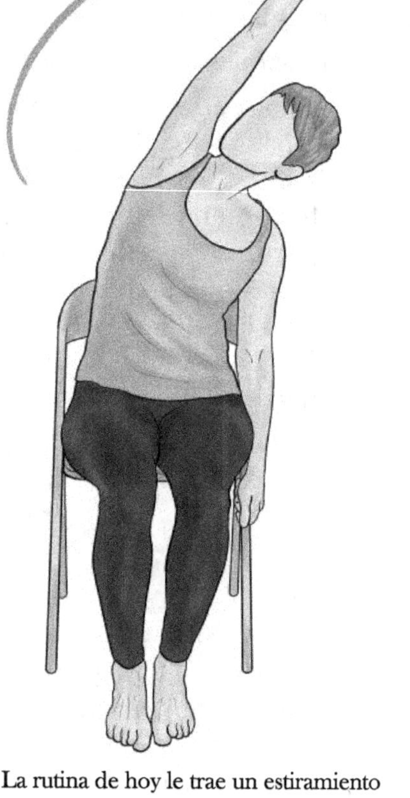

La rutina de hoy le trae un estiramiento lateral sentado para favorecer la flexibilidad de la columna vertebral

Día 18

Las posturas del guerrero sentado de la rutina de hoy le ayudarán a mejorar la fuerza de su núcleo, la flexibilidad de la movilidad de la columna vertebral y la postura.

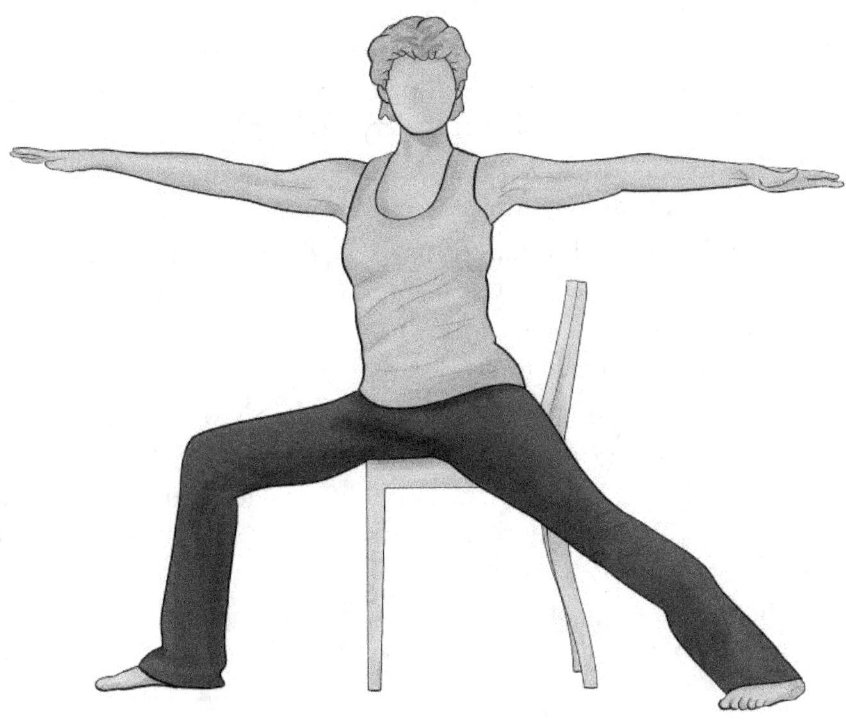

Postura del guerrero sentado

Instrucciones:

1. Siéntese con los pies apoyados en el suelo y las rodillas alineadas con las caderas. Mantenga la espalda recta y apoye las manos en los muslos, con las palmas hacia abajo.

2. Lleve la pierna izquierda por el lateral y estírela hacia atrás con los dedos de los pies tocando el suelo. Apoye las manos en la silla para mayor soporte.

3. Respire hondo y eleve lentamente los brazos a los lados, estirándolos hacia fuera.

4. Mantenga la postura durante al menos 30 segundos, sintiendo la fuerza de los músculos del núcleo y de la columna vertebral. Después, suelte la postura y cambie de lado.

Día 19

La rutina de hoy, la relajación muscular progresiva, es una práctica de atención plena transformadora que aumenta su conciencia de lo que ocurre en su cuerpo y su mente, permitiéndole liberar la tensión reprimida y experimentar una calma profunda.

Instrucciones:

1. Siéntese en la silla con la espalda recta y los pies en el suelo. Quédese sin zapatos para este ejercicio.

2. Doble los dedos de los pies con fuerza durante unos segundos y luego suéltelos, sintiendo cómo se disipa la tensión.

3. Subiendo hacia las pantorrillas, flexione los músculos de las pantorrillas, mantenga la posición tensa brevemente y luego suelte.

4. Ahora, tense los músculos de los muslos y luego suéltelos, soltando cualquier nudo.

5. Continúe progresando hacia arriba, tratando los músculos del abdomen, la espalda, los hombros, el cuello y los brazos.

6. Cuando haya contraído y relajado todos los grupos musculares, inhale profundamente, imaginando que la respiración lava cualquier tensión restante.

7. Exhale con un profundo suspiro, liberando todo el estrés de su cuerpo y mente.

Día 20

La postura del pie al asiento de la rutina de hoy mejorará su equilibrio y su postura y hará maravillas con la flexibilidad de sus caderas.

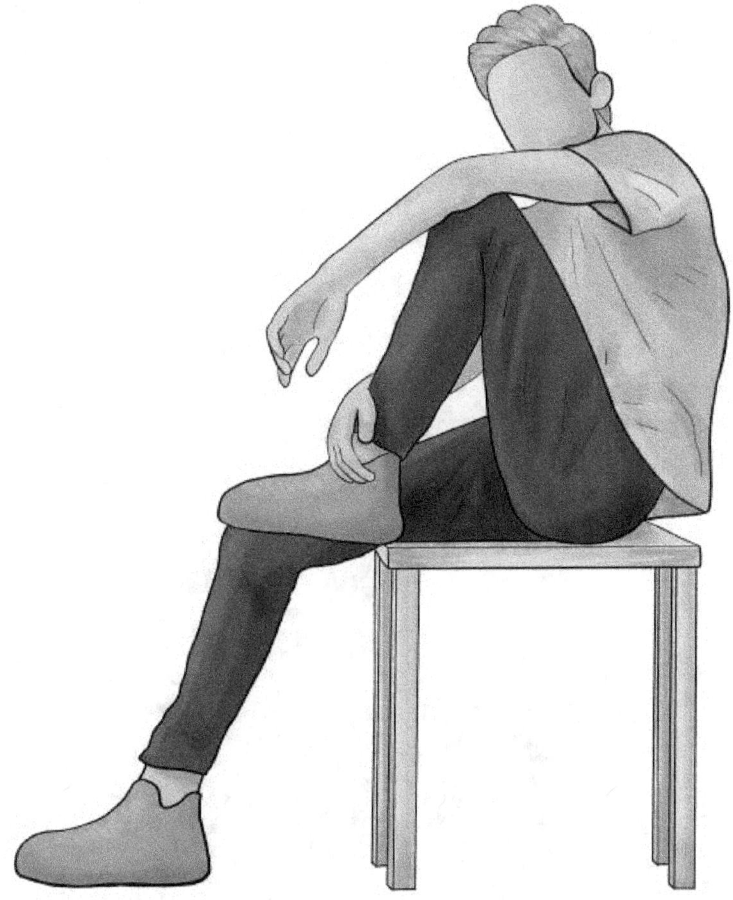

Pasar de los pies al asiento es un movimiento sencillo que puede hacer maravillas

Instrucciones:

1. Siéntese con los pies apoyados en el suelo y la espalda recta.
2. Levante la pierna izquierda, doblándola por la rodilla.
3. Coloque el pie izquierdo en el asiento de la silla.
4. Mantenga esta posición de 15 a 30 segundos.
5. Baje lentamente el pie izquierdo hacia el suelo.
6. Repita los mismos movimientos con la pierna derecha.

Día 21

La rutina de hoy le enseña la postura del águila sentada, otro ejercicio de yoga en silla para mejorar el equilibrio y la flexibilidad. También fortalecerá la parte superior de su cuerpo y mejorará su equilibrio y coordinación.

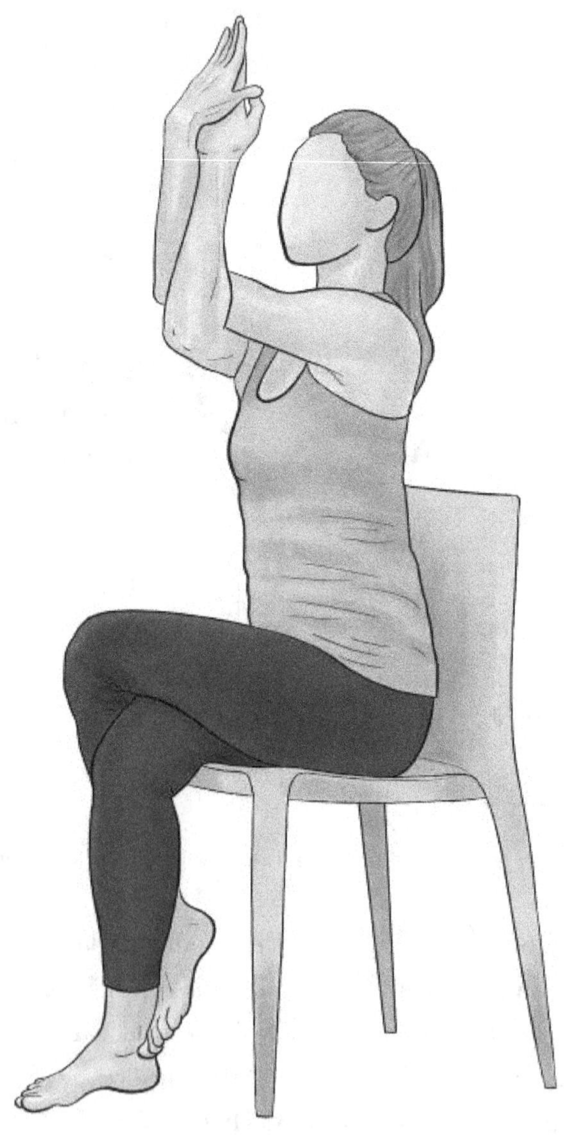

Postura de águila sentada

Instrucciones:

1. Siéntese con las piernas firmemente plantadas en el suelo. Siéntese erguido y active los músculos centrales para conseguir estabilidad.

2. Levante y cruce el muslo izquierdo sobre el derecho de forma que las rodillas queden apiladas una encima de la otra. (Si es posible, meta el pie izquierdo detrás de la pantorrilla derecha. Puede omitir esta última parte).

3. Respire hondo y estire los brazos hacia los lados a la altura de los hombros. Sienta cómo se expanden los músculos de los hombros y el pecho.

4. Libere su respiración y cruce el brazo izquierdo por debajo del derecho a la altura del codo. Doble los codos y junte las palmas de las manos (o presione el dorso de las manos si las palmas no se tocan).

5. Levante ligeramente los codos, sintiendo cómo se tensan los músculos entre los omóplatos. Mantenga la cabeza recta (mirando al frente) y la espalda erguida.

6. Mantenga la postura durante unos 30, respirando profundamente. Después, suelte y cambie de lado.

Este capítulo le ha aportado rutinas, consejos y trucos de yoga en silla para mejorar su postura y equilibrio, centrándose en los beneficios de los estiramientos, la mejora de la movilidad articular y la atención plena. Con la mejora de la movilidad y el equilibrio, podrá sentirse ágil, joven y cómodo en su cuerpo. Sin embargo, para lograrlo, debe mantenerse constante. Se acercará a su objetivo con cada rutina suave que termine. Puede incorporar el plan a su horario tal cual, pero también puede adaptarlo a sus necesidades y preferencias. Por ejemplo, puede cambiar los días de descanso o los días en los que realiza entrenamientos dirigidos a las diferentes partes del cuerpo. También puede elegir si entrena por la mañana, por la tarde o en cualquier momento del día que le resulte conveniente. Sea cual sea la forma que elija para incorporar las rutinas a su horario, lo que importa es que siga disfrutando del yoga en silla. Algunos de los entrenamientos serán más desafiantes que otros, pero las recompensas que recibirá una vez que empiece a sentir los resultados en su cuerpo y mente le compensarán con creces todo el esfuerzo que ponga en sus rutinas.

Capítulo 3: Concentración en la parte superior del cuerpo

Para iniciar su viaje hacia un yo más sano y ágil, este capítulo le ofrece una guía completa de ejercicios de yoga en silla dirigidos a la parte superior del cuerpo. Encontrará ejercicios de distintos niveles de dificultad y que ofrecen modificaciones para adaptarse a distintas capacidades, y todos ellos fomentan la fuerza y la flexibilidad de la parte superior del cuerpo para las personas mayores.

Ángulo lateral

Esta postura estirará la columna vertebral, trabajará los músculos y articulaciones de la parte superior de la espalda y abrirá el pecho.

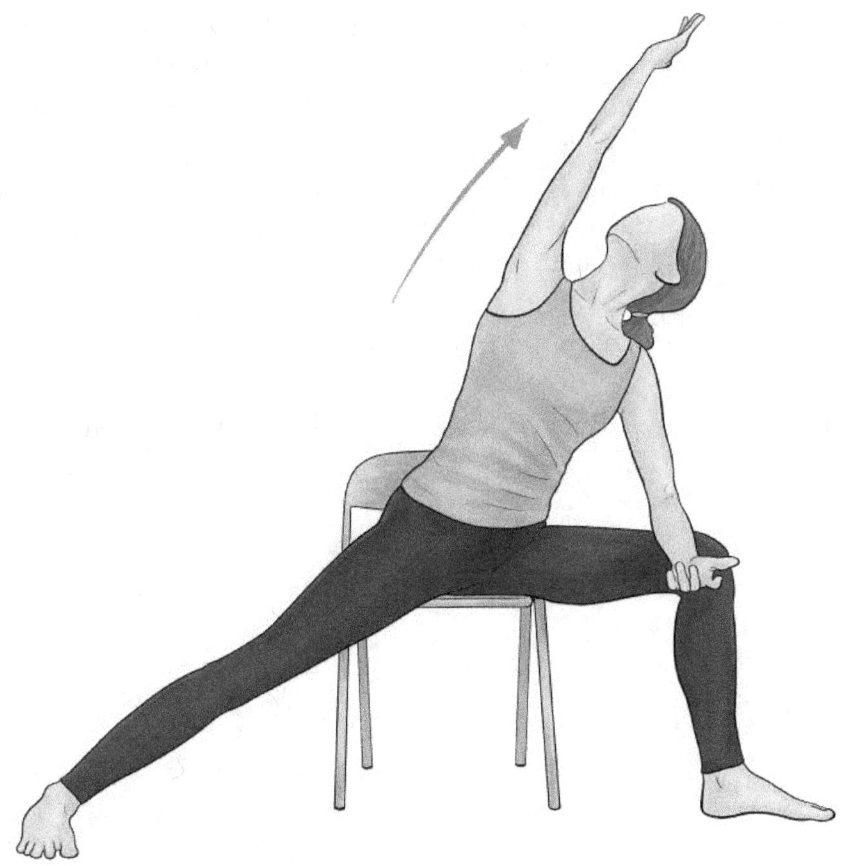

La postura del ángulo lateral estira la columna vertebral y abre el pecho

Instrucciones:

1. Siéntese con los pies colocados un poco más anchos que los huesos de la cadera (posiblemente incluso fuera de las patas de la silla, dependiendo de la silla que utilice), inclinando los dedos ligeramente hacia fuera. Alternativamente, puede colocar las piernas tan abiertas como le resulte cómodo.

2. Respire profunda y relajadamente. En la siguiente exhalación, inclínese ligeramente hacia delante desde las caderas, pero mantenga la espalda recta.

3. Coloque el brazo izquierdo sobre la parte interior del muslo izquierdo, presionando con el codo o la parte inferior del brazo el músculo del muslo. Al mismo tiempo, estire los dedos del brazo izquierdo hacia el suelo.

4. Si no puede alcanzar el suelo, acérquese a él lo máximo posible o coloque un bloque de yoga que pueda alcanzar cómodamente en ese lado para tener una sensación completa de éxito.

5. En la siguiente inhalación, levante el brazo derecho y estire los dedos hacia el cielo.

6. Gire suavemente el cuello para mirar hacia arriba, hacia la mano izquierda. Puede omitir este paso si tiene una amplitud de movimiento limitada en el cuello y los hombros.

7. Haga una pausa en esta posición durante 30 segundos para sentir cómo se estiran los músculos del pecho y de la parte superior de la espalda.

8. Baje el brazo izquierdo hacia el costado y repita en el otro lado.

Estiramiento del cuello con un poco de ayuda

Los estiramientos cervicales ayudan a aliviar la tensión del cuello, dejándole la sensación de que se ha quitado un peso de encima.

Instrucciones:

1. Siéntese erguido en su silla favorita con los pies firmemente apoyados en el suelo.

2. Levante la mano derecha y llévela al lado izquierdo de la cabeza, colocándola justo por encima de la oreja.

3. Mueva suavemente la cabeza hacia el hombro derecho manteniendo los hombros relajados. Mueva la cabeza sólo hacia un lado tanto como le permita la amplitud de movimiento de su cuello sin sentir dolor ni molestias.

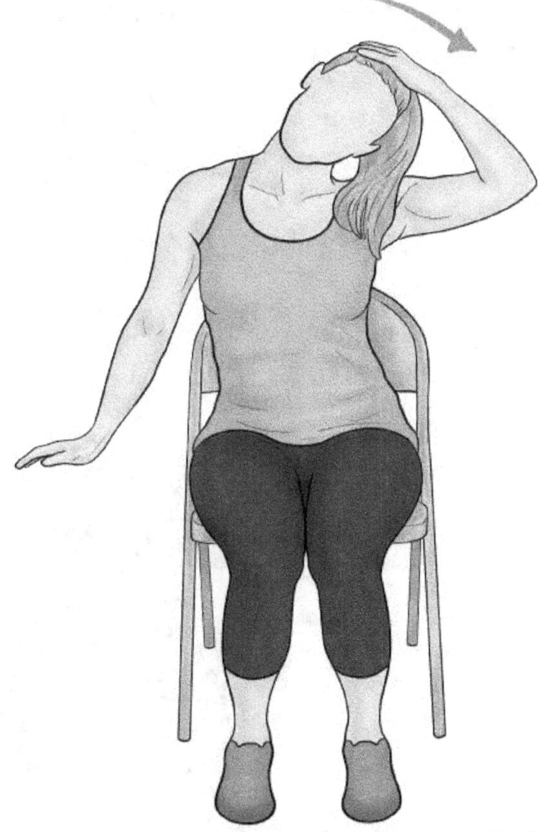

Los estiramientos cervicales ayudan a aliviar la tensión del cuello

4. Mantenga esta posición durante cuatro o cinco respiraciones completas. Alternativamente, aumente la intensidad de este ejercicio sujetando el borde de su asiento con la mano izquierda y moviendo el torso ligeramente hacia la derecha.

5. Baje la mano derecha de la cabeza y ponga el cuello en posición vertical.

6. Repita en el otro lado.

Apertura de pecho en asiento

Este ejercicio es una forma excelente de relajar los hombros, el cuello y la parte superior de la espalda, sobre todo si pasa mucho tiempo sentado o tiene una mala postura.

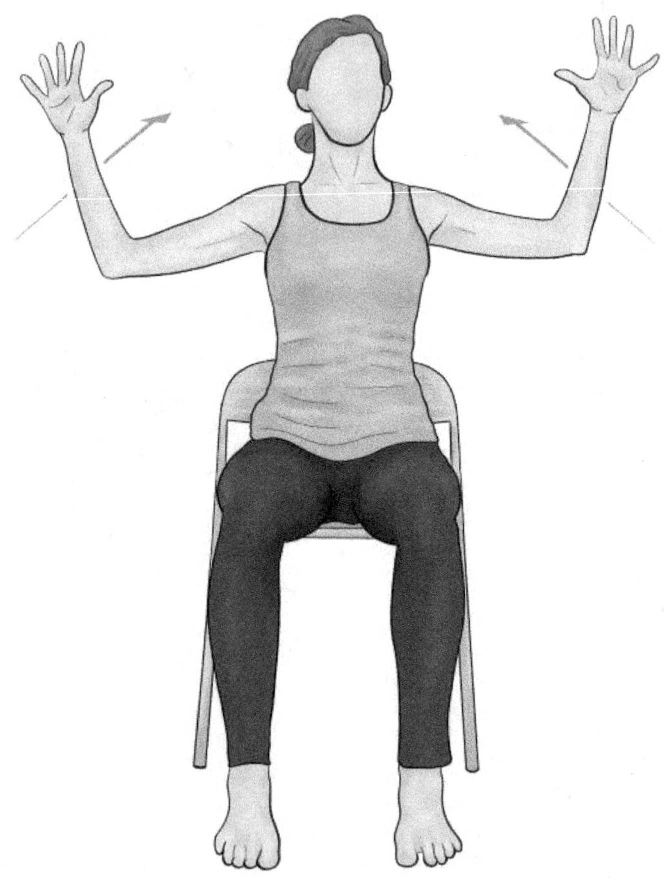

Este ejercicio de apertura del pecho sentado es una forma excelente de relajar los hombros, el cuello y la parte superior de la espalda

Instrucciones:

1. Siéntese erguido con la espalda apoyada en la silla y los pies firmemente plantados en el suelo, separados aproximadamente a la anchura de los huesos de la cadera.

2. Levante los brazos hacia los lados, abriéndolos lo más posible. Doble los codos en un ángulo de 90 grados, elevando las manos y los antebrazos hacia el techo.

3. Con las palmas de las manos hacia fuera, mueva suavemente los brazos hacia atrás y aléjelos de los hombros. Al mismo tiempo, empuje el pecho hacia delante, juntando los omóplatos.

4. Incline ligeramente la cabeza hacia atrás, acercando la barbilla al techo. Puede saltarse este paso si no se siente cómodo.

5. Mantenga esta posición durante tres respiraciones completas o hasta que se sienta cómodo. A continuación, lleve lentamente el pecho y los omóplatos a su posición natural y deje caer los brazos a los lados.

6. Haga cinco repeticiones en total, intentando prolongar el tiempo que mantiene la postura cada vez.

Giros con los hombros en posición sentada

Esta postura abre el pecho, reduciendo la tensión y la rigidez de los hombros y el cuello. Puede actuar como calentamiento para movimientos más intensos o como ejercicio independiente si tiene una movilidad limitada.

B

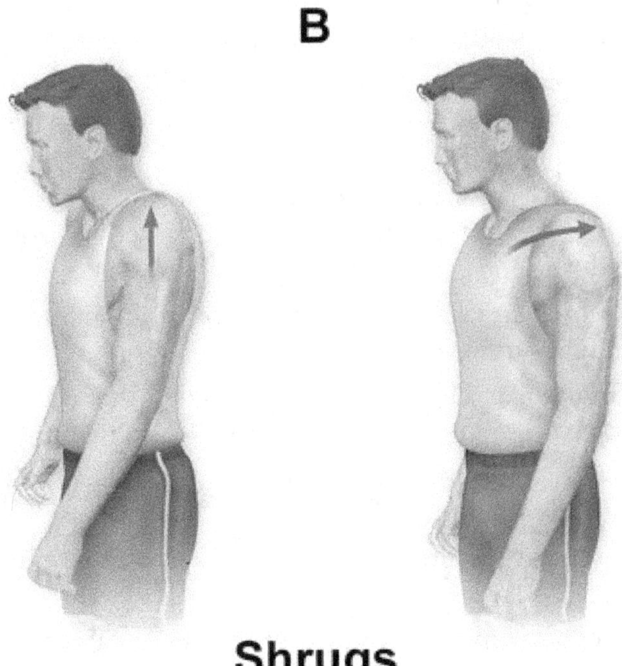

Shrugs

Esta postura abre el pecho, reduciendo la tensión y la rigidez de los hombros y el cuello[6]

Instrucciones:

1. Siéntese en una silla con los pies en el suelo, separados.
2. Comience a girar suavemente los hombros hacia atrás, haciendo círculos lentos y exagerados con ellos en el aire. Sienta el ardor en la parte superior de la espalda.
3. Repita el tercer paso durante cinco respiraciones.
4. A continuación, invierta la dirección de los círculos, esta vez sintiendo el efecto en el pecho.
5. Repita de nuevo durante cinco respiraciones.

Torsión espinal extendida

Una torsión vertebral en posición sentada estira el torso y ayuda a aliviar la tensión en la parte superior de la espalda contrayendo y liberando suavemente los músculos.

Instrucciones:

1. Siéntese erguido en una silla con los pies apoyados en el suelo, a la distancia de los huesos de la cadera.
2. Respire hondo y, al soltarlo, empiece a girar suavemente sólo el torso hacia la izquierda. Mantenga las caderas rectas y los pies en el suelo mientras gira y rota sólo hasta donde pueda sin sentir dolor ni molestias.
3. Ahora, coloque el brazo izquierdo detrás de usted en la silla y la mano derecha en la parte exterior de la rodilla izquierda o en el borde del asiento.
4. Permanezca en esta posición y respire profundamente para estirar la columna vertebral.
5. Luego, al soltar el aliento, vea si puede girar un poco más para profundizar el estiramiento. Si no puede, no pasa nada.
6. Relaje los hombros. Mantenga la posición de tres a cinco respiraciones completas.
7. Vuélvase suavemente para mirar hacia delante, retirando el brazo de la silla.
8. Repita el movimiento girando también hacia la derecha.

Rotación del torso

Este sencillo ejercicio trabaja toda la parte superior del cuerpo sin poner demasiada tensión en ninguna zona en particular, por lo que se recomienda para todas las capacidades y niveles de experiencia.

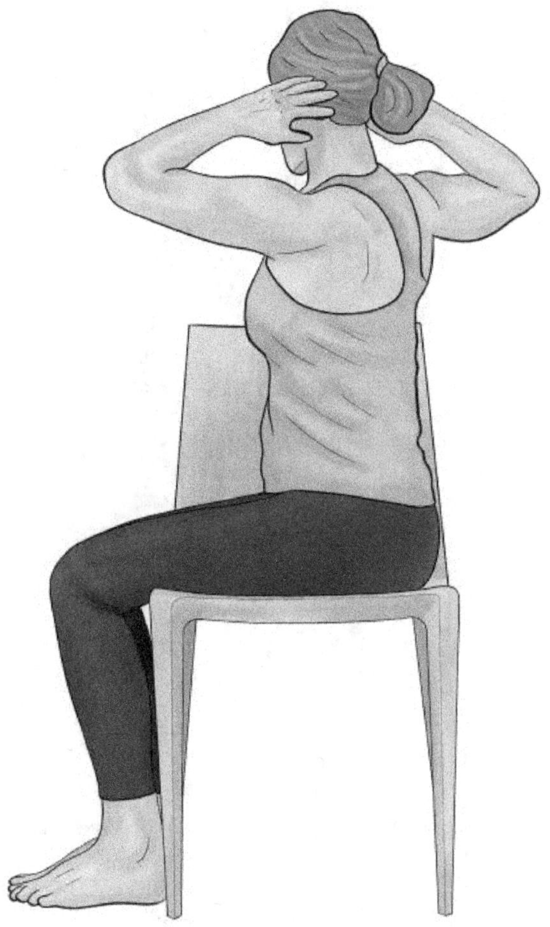

Rotación del torso

Instrucciones:

1. Coloque las manos a ambos lados de la cabeza.

2. Gire la parte superior de su cuerpo para mirar hacia un lado. Asegúrese de girar sólo mientras su cuerpo se lo permita. No debería sentir dolor ni molestias.

3. Aguante unos instantes y luego gire para mirar al otro lado.

Círculos con los brazos

Este es otro ejercicio suave para trabajar la flexibilidad de la parte superior del cuerpo y aliviar la tensión de los hombros.

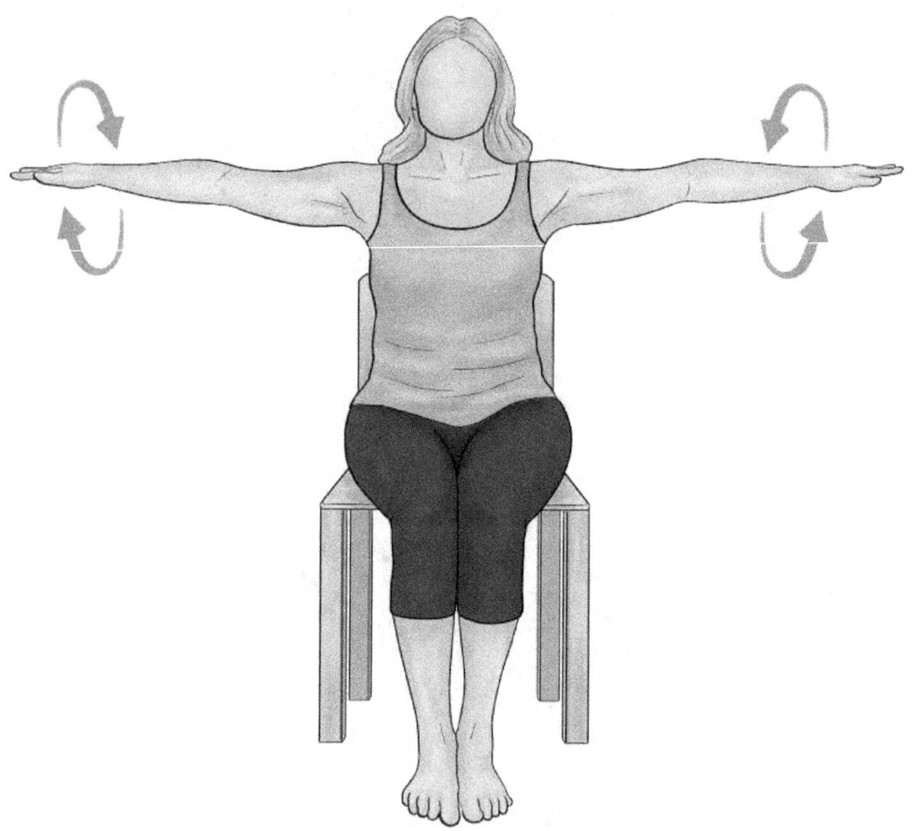

Este es otro ejercicio suave para trabajar la flexibilidad de la parte superior de su cuerpo

Instrucciones:

1. Siéntese con la espalda recta en una silla, manteniendo los pies firmemente plantados en el suelo.

2. Levante los brazos a los lados y empiece a hacer círculos con ellos moviéndolos ligeramente hacia delante, hacia arriba, hacia atrás y hacia abajo para completar el círculo.

Estiramiento de la espalda

Se trata de un ejercicio más exigente para mejorar la movilidad de la espalda, pero puede adaptarse a capacidades limitadas.

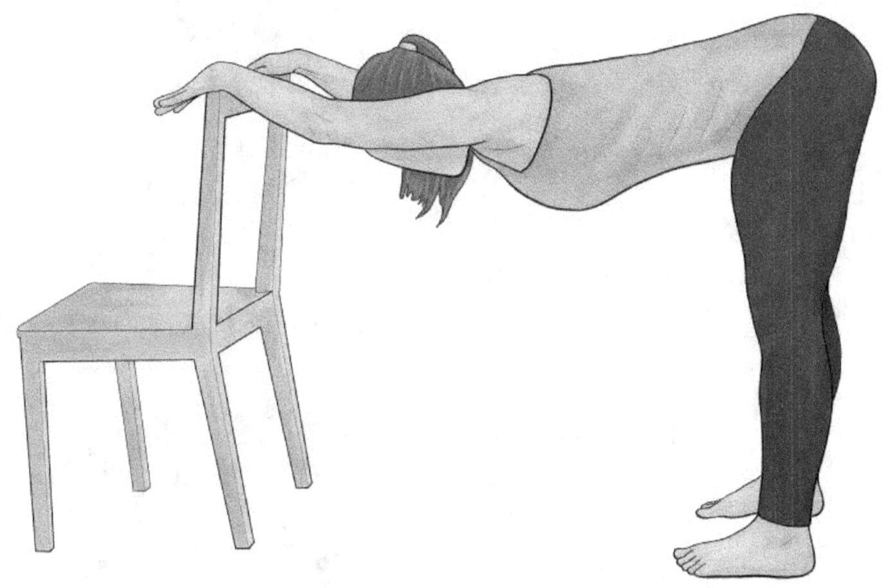

Se trata de un ejercicio más exigente para mejorar la movilidad de la espalda, pero puede adaptarse a capacidades limitadas

Instrucciones:

1. Utilizando el respaldo de su silla como apoyo, inclínese hacia delante y estire la espalda.

2. A medida que se estira, transfiera el peso a través del brazo izquierdo y luego a través del brazo derecho para conseguir un estiramiento más profundo.

3. Baje hasta el suelo y luego ruede lentamente hacia arriba por la columna vertebral. Si no puede bajar hasta el fondo, baje tanto como le resulte cómodo.

Liberación del hombro

Este sencillo ejercicio le ayudará a liberar la tensión de los hombros en un abrir y cerrar de ojos.

Instrucciones:

1. Con los pies separados a la anchura de las caderas, siéntese en el borde de la silla.

2. Junte las palmas de las manos frente a usted en posición de oración.

3. Baje los brazos a los lados, iniciando un círculo. Mientras inspira, muévalos hacia arriba, elevándolos por los costados y luego hacia el techo hasta que pueda cerrar el círculo con las palmas tocándose.

4. Al exhalar, baje de nuevo las palmas de las manos unidas hacia delante.

5. Luego, vaya en la dirección opuesta, comenzando el círculo moviendo las manos unidas hacia arriba desde delante de usted, abriéndolas, llevándolas hacia abajo y luego a la posición de oración de nuevo.

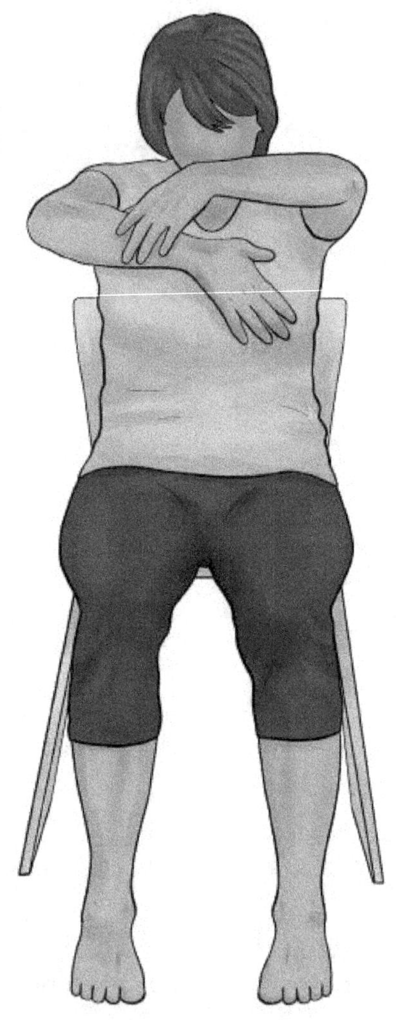

Cree un círculo hacia delante y hacia atrás para aliviar cualquier tensión en los hombros

6. Repita un par de veces en ambos lados hasta que sienta que los hombros y el cuello se relajan.

Apertura suave del pecho

Se trata de un ejercicio suave para mejorar la flexibilidad y aliviar la tensión en la parte superior del cuerpo.

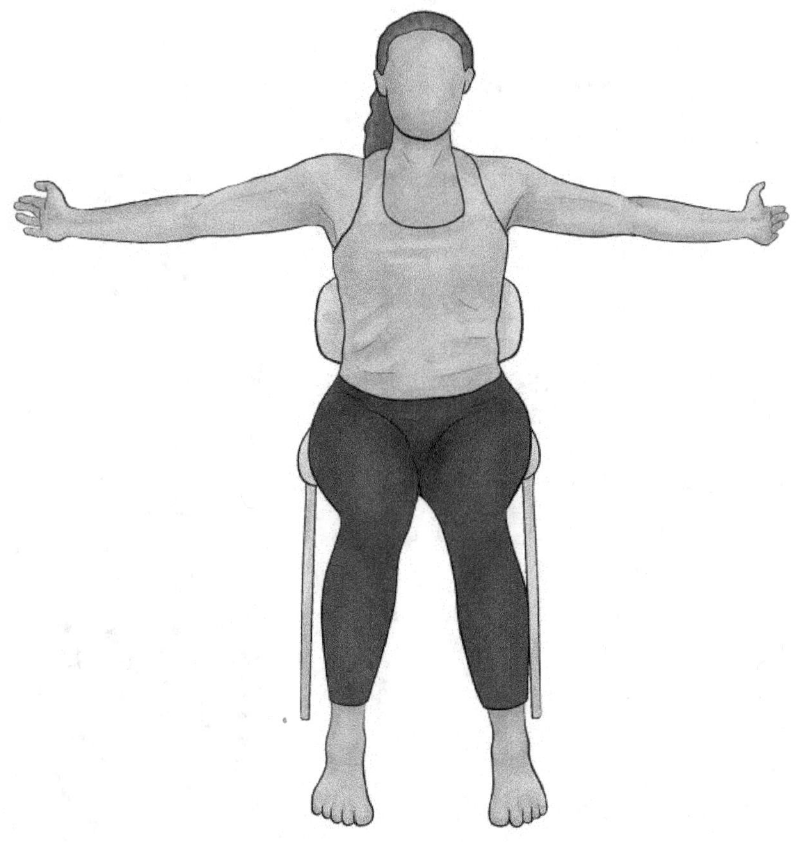

Apertura suave del pecho

Instrucciones:

1. Colóquese en el borde de la silla, manteniendo la espalda pegada al asiento y los pies separados a la anchura de las caderas.

2. Incline la cadera hacia delante sobre el hueso del asiento y levante las manos a la altura de los hombros. Deben quedar paralelas al suelo, formando una T.

3. Incline la cabeza hacia arriba, moviendo la mirada hacia arriba y las manos hacia atrás.

4. Al inhalar, junte los omóplatos para abrir completamente el pecho.

5. Con una gran exhalación, lleve las manos hacia atrás delante de usted, cruzando los codos y tocándose la espalda por debajo de los hombros como si se abrazara a sí mismo.

6. Repítalo varias veces hasta que sienta el pecho más relajado y abierto.

Enrollarse en un abrazo

Este movimiento trabajará toda la parte superior de su cuerpo a la vez que le brinda la oportunidad de un poco de autocuidado mental: darse un gran abrazo.

Instrucciones:

1. Con la espalda apoyada en la silla y los pies separados a la anchura de las caderas, siéntese en el borde de la silla.

2. Abrace suavemente su cuerpo con las manos.

3. Deslice las manos hacia delante hasta llegar a los codos.

4. Sacuda suavemente los hombros para liberar la tensión de los mismos.

5. Con los brazos aún unidos, respire profundamente y comience a mover los antebrazos en círculo. Primero, mueva los brazos unidos hacia arriba desde un lado, luego desde arriba hacia el otro lado y, por último, cierre el círculo en el centro con una exhalación profunda.

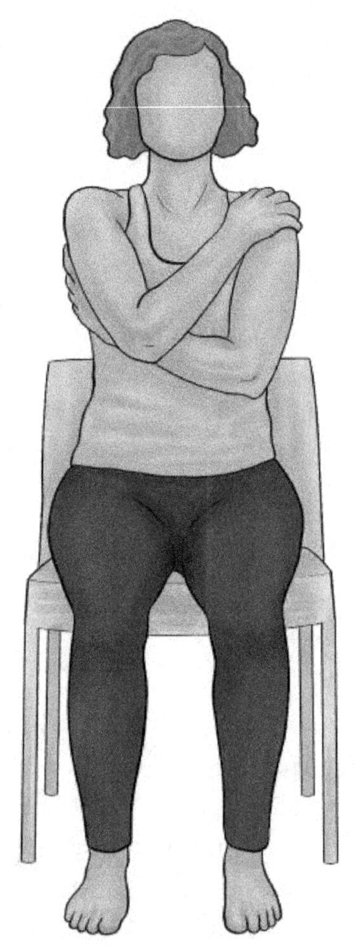

El abrazo le ayudará a liberar mucha tensión de la parte superior del cuerpo

6. Repita unas cuantas veces hasta que sienta la parte superior del cuerpo relajada. Asegúrese de mantener una amplitud de movimiento cómoda durante todo el ejercicio.

Torsión del antebrazo

Este ejercicio le ayudará a mejorar la movilidad de brazos y hombros y a aumentar el tono muscular de estas zonas.

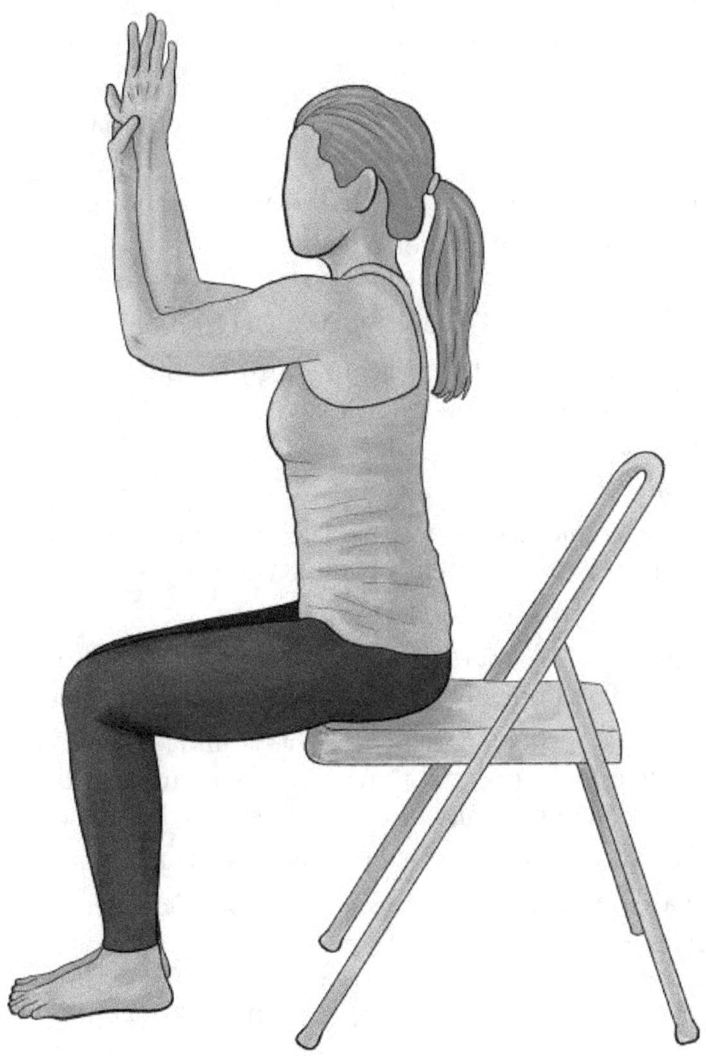

Torsión del brazo o postura del águila sentada

Instrucciones:

1. Siéntese erguido, con la espalda recta y los hombros relajados.

2. Eleve los brazos y junte los codos, colocando uno encima del otro frente a usted.

3. Junte los antebrazos, si es posible. Si sus hombros o la parte superior de su espalda están demasiado tensos y sus manos no pueden tocarse, asegúrese de que sus codos permanecen juntos.

4. Baje los hombros y levante los brazos enlazados a la altura de los hombros. Empuje los omóplatos hacia abajo.

5. Empuje los antebrazos hacia delante para alejar los omóplatos entre sí.

6. Mantenga la postura durante 30 segundos o hasta que sienta que sus hombros se aflojan y se relajan.

7. Libere la postura bajando los brazos y exhalando profundamente.

8. Repita la posición con el otro codo encima.

Apertura semi-lateral

Similar a la apertura lateral de asiento normal, éste es más fácil y más adecuado para personas con movilidad limitada porque implica un estiramiento menos riguroso.

Instrucciones:

1. Siéntese erguido, con la espalda recta y los hombros relajados. Mantenga los brazos sueltos junto al cuerpo.

2. Abra el pecho acercando los omóplatos.

3. Levante el brazo derecho hacia el cielo y empújelo en la otra dirección hasta que empiece a inclinarse hacia la izquierda.

4. En lugar de inclinarse totalmente hacia un lado, resista el empuje, manteniendo la postura durante unos segundos. El objetivo es fortalecer su núcleo superior y los músculos del pecho.

5. Al inhalar, vuelva a la posición recta y baje la mano hacia los lados.

6. Repita en el otro lado, luego haga un par de repeticiones más en ambos lados.

Torsión de columna

Esta actividad, de moderada a avanzada, se centra en los hombros, el cuello y la parte superior del torso. Sin embargo, puede modificarse reduciendo el ángulo del giro y girando sólo tanto como su cuerpo se lo permita.

Instrucciones:

1. Comience con la espalda recta contra la silla, los pies bien plantados en el suelo (separados a la anchura de las caderas) y los brazos sueltos a los lados.

2. Respire hondo y, al hacerlo, levante los brazos paralelos al suelo, formando una T.

3. Suelte el aire y, cuando vuelva a inhalar, levante las manos por encima de la cabeza.

4. Mientras tuerce ligeramente el cuerpo y la cabeza, a media elevación, baje los brazos hasta la altura de los hombros, ahora en forma de T torcida.

5. Con la siguiente inspiración, baje lentamente las manos, desenrosque el torso y gire la cabeza hacia delante.

6. Repita en el otro lado, luego haga un par de repeticiones más en ambos lados.

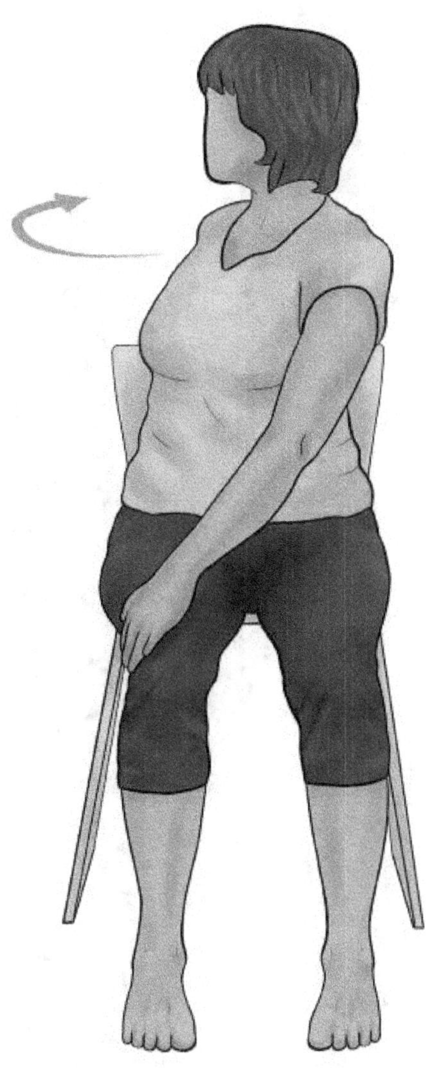

Gire suavemente para obtener la liberación que necesita de este ejercicio

Girar y sujetar

Este es otro ejercicio moderado para mejorar la flexibilidad y la movilidad de la parte superior del cuerpo. Combina los aspectos físicos del yoga en silla con la atención plena, y puede modificarse girando sólo hasta la mitad.

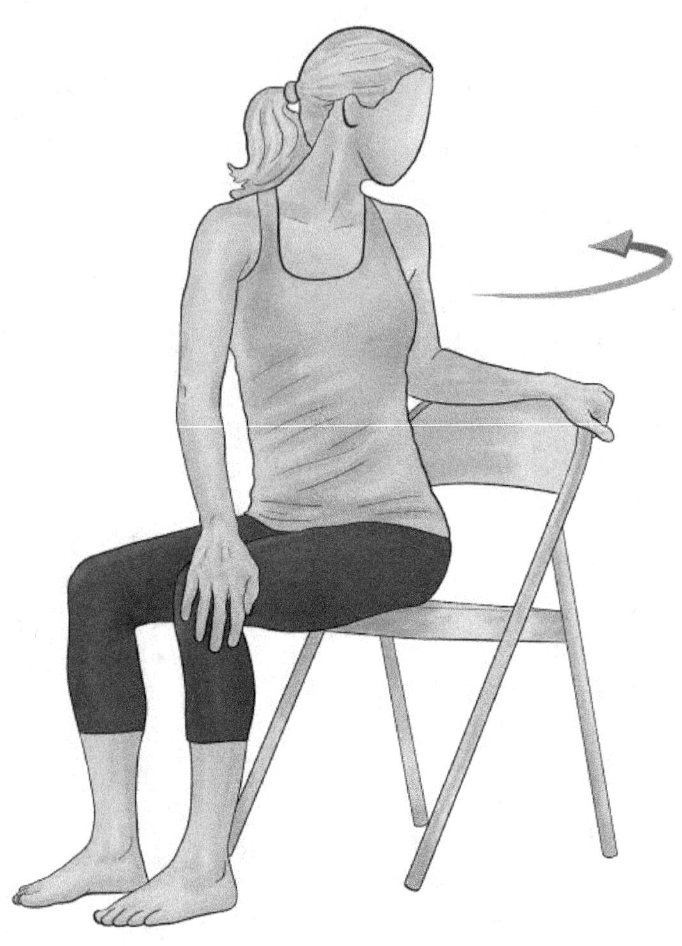

Gire y sujete

Instrucciones:

1. Comience con la espalda recta contra la silla, los pies bien plantados en el suelo (separados a la anchura de las caderas) y los brazos sueltos a los lados.

2. Respire hondo y, al hacerlo, levante los brazos paralelos al suelo mientras gira el torso hacia la izquierda.

3. Al exhalar, baje las manos y coloque el brazo derecho sobre la rodilla izquierda y el izquierdo sobre el respaldo de la silla. Meta el estómago para que el giro sea más eficaz.

4. Sienta cómo se estiran los músculos del pecho y de la parte superior de la espalda mientras mantiene la postura de 15 a 30 segundos.

5. Luego, con una última combinación de inhalación y exhalación, vuelva a la posición primaria, bajando las manos a los lados.

6. Repita en el otro lado, luego haga un par de repeticiones más en ambos lados.

Sujeción de los codos por la espalda

Este ejercicio le abrirá el pecho y liberará la tensión de los hombros y la parte superior de la espalda.

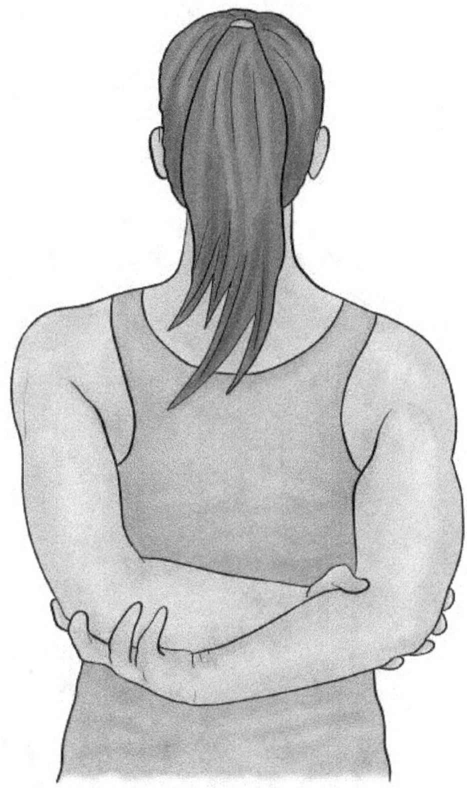

Este ejercicio le abrirá el pecho y liberará la tensión de los hombros y la parte superior de la espalda

Instrucciones:

1. Siéntese con la espalda recta contra la silla, los pies bien plantados en el suelo (separados a la anchura de las caderas) y los brazos sueltos a los lados.

2. Lleve las manos a la espalda e intente agarrar el codo (o hasta que pueda alcanzar cómodamente los antebrazos o las muñecas).

3. Baje los hombros y muévalos ligeramente hacia atrás para abrir el pecho. Mantenga la barbilla paralela al suelo.

4. Mantenga la postura durante 30 segundos o más mientras inspira y espira siguiendo un ritmo natural.

5. Cuando esté preparado, suelte las manos con una exhalación y llévelas hacia delante.

Empuje hacia delante

Al trabajar tanto los brazos como la zona pectoral, este movimiento es excelente para tonificar y mejorar la movilidad y flexibilidad de las articulaciones y de múltiples grupos musculares de la parte superior del cuerpo.

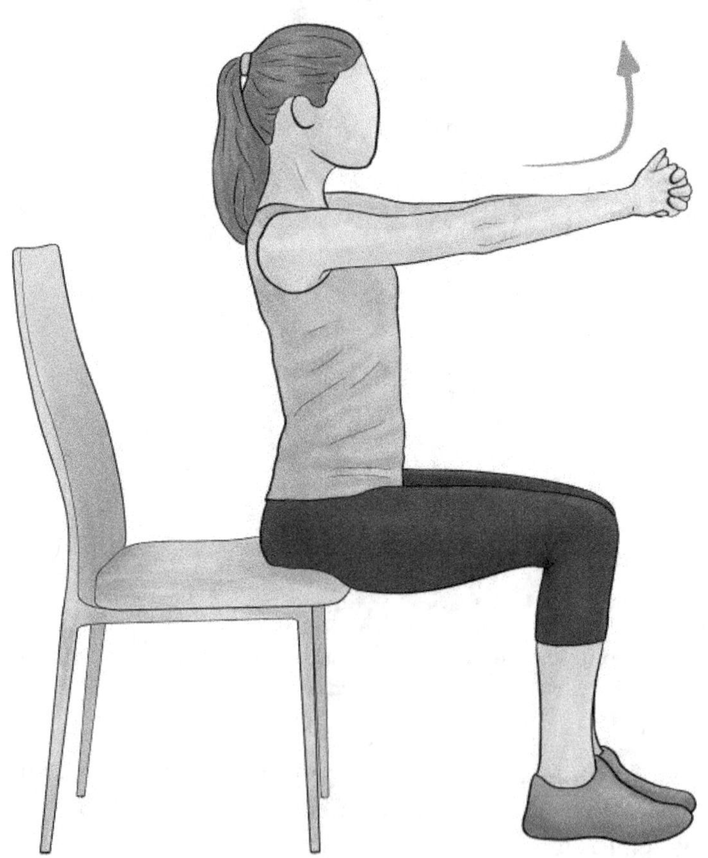

Empuje hacia delante con los dedos entrelazados

1. Mientras está sentado erguido y con los pies apoyados en el suelo, lleve las manos hacia delante y entrelace los dedos delante del cuerpo.

2. Empuje las manos entrelazadas hacia delante y la parte superior de la espalda hacia el respaldo de la silla.

3. Mientras inhala y exhala, sienta la tensión desde los dedos unidos hasta los omóplatos y la espalda. Mantenga la espalda recta, pero incline la cabeza hacia abajo.

4. Mueva lentamente las manos estiradas y bloqueadas hacia arriba y por encima de la cabeza mientras levanta la barbilla y tira de los hombros hacia arriba.

5. Con una larga exhalación, suelte lentamente las manos hacia los lados.

Flexiones de tríceps en silla

Este ejercicio mejora la flexibilidad de los músculos y articulaciones de los brazos, aumenta la estabilidad de la parte superior del cuerpo y mejora su postura.

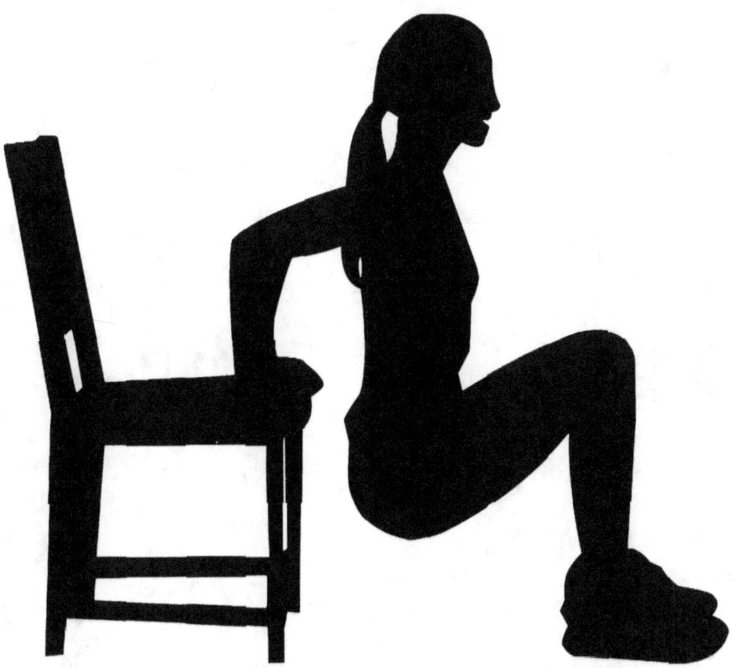

Este ejercicio mejora la flexibilidad de los músculos y las articulaciones de los brazos'

Instrucciones:

1. Siéntese en el borde de la silla con las palmas de las manos apoyadas en el asiento y los dedos apuntando hacia delante. Sus pies deben estar apoyados en el suelo, separados a la anchura de las caderas.

2. Deslice el trasero fuera de la silla, manteniendo la espalda cerca del borde. Doble los codos, bajando el cuerpo hacia el suelo.

3. Exhale y empuje con las manos, estirando los brazos y volviendo a la posición inicial.

4. Repita este movimiento de 10 a 15 veces, sintiendo el ardor en los brazos.

Remo sentado con banda de resistencia

Este ejercicio se dirige a la parte superior de su cuerpo, en particular a la espalda y los hombros. Incorpora la resistencia de una banda elástica. Como alternativa, puede imitar el movimiento de remo sin la banda y realizar un entrenamiento menos intenso.

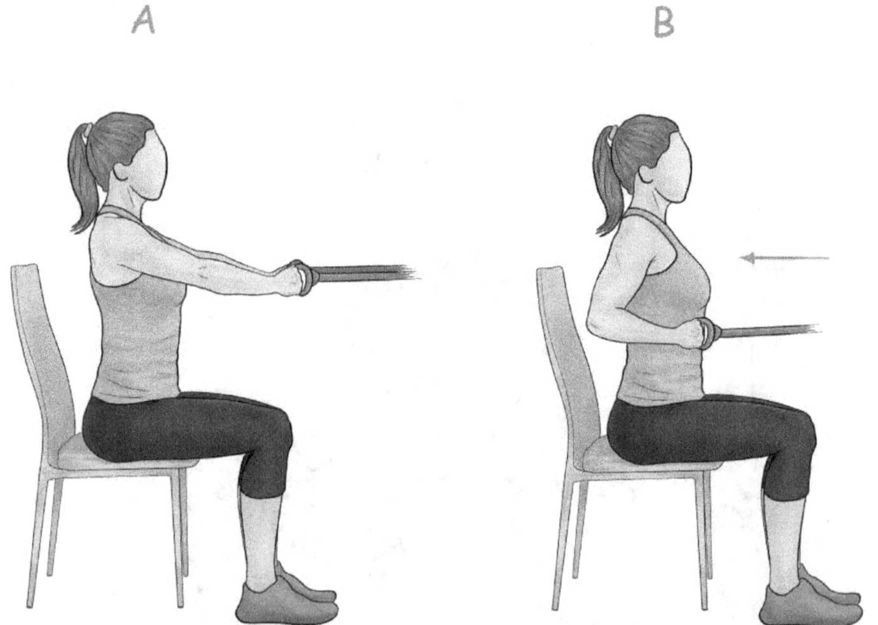

Este ejercicio se centra en la parte superior de su cuerpo, especialmente en la espalda y los hombros

Instrucciones:

1. Siéntese en su silla con la espalda recta, sujetando los extremos de una banda de resistencia en cada mano.
2. Coloque los pies planos en el suelo para mayor estabilidad.
3. Extienda los brazos delante de usted a la altura de los hombros para ganar tensión en la banda.
4. Inhale profundamente y luego exhale mientras dobla los codos y tira de la banda de resistencia hacia el cuerpo, apretando los omóplatos entre sí.
5. Respire hondo y suelte los brazos, dejándolos caer hacia delante.
6. Repita el ejercicio de 10 a 15 veces.

Flexiones en silla

Al igual que su versión normal, las flexiones en silla potencian sus brazos y hombros, implicando a sus músculos y mejorando la flexibilidad de sus articulaciones - sólo que de una forma más suave y sin ejercer demasiada presión sobre su cuerpo.

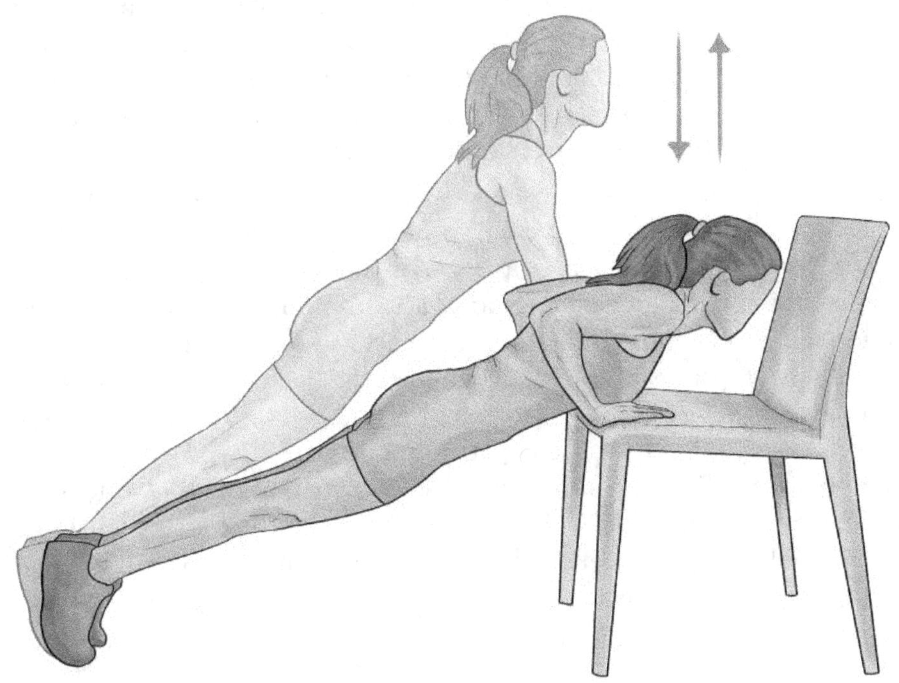

Flexiones en silla

Instrucciones:

1. Con los pies apoyados en el suelo y la espalda recta, tome asiento en el borde de su silla.

2. Sus manos deben apoyarse en el borde del asiento, separadas un poco más que la anchura de los hombros, adoptando la posición de flexión de brazos.

3. Al exhalar, doble los codos y baje la parte superior del cuerpo hacia la silla.

4. Inhale y empuje con las manos, levantando la parte superior del cuerpo hasta la posición inicial.

5. Repita este movimiento de 10 a 15 veces o tantas veces como se sienta cómodo.

Contrariamente a la creencia popular, los ejercicios de la parte superior del cuerpo no son útiles sólo para conseguir unos brazos y hombros fuertes y tonificados. Incorporar ejercicios específicos para la parte superior del cuerpo a su rutina diaria le ayudará a ser más estable y equilibrado, mejorar su postura, aumentar su confianza y mejorar su salud y bienestar general. Fortalecer los músculos de la parte superior de la espalda y los hombros repercute positivamente en su postura, reduciendo el riesgo de dolor de espalda. Mientras tanto, movimientos como los giros con el cuello y hombros son sus armas secretas para liberar la tensión de la parte superior del cuerpo y encontrar un momento de relajación.

Cuando incorpore estos ejercicios a su rutina, tenga en cuenta sus capacidades físicas actuales y sea consciente de todas sus limitaciones. Siempre es una buena idea empezar con movimientos suaves y avanzar lentamente a medida que su cuerpo se acostumbra al movimiento. Incluso puede realizar un entrenamiento de la parte superior del cuerpo cuando se sienta estresado o preocupado para aliviar la tensión. O, si tiende a despertarse con tensión y rigidez en el cuello y los hombros por la mañana, una sesión rápida de la parte superior del cuerpo puede ayudarle a empezar el día con un tono más positivo. Los movimientos de moderados a avanzados añaden intensidad a sus ejercicios para la parte superior del cuerpo, asegurando que los músculos de la espalda y los hombros participen activamente.

Capítulo 4: Concentración en la parte inferior del cuerpo

Ahora que ha aprendido a ejercitar la parte superior de su cuerpo desde su silla de confianza, es el momento de cambiar su enfoque para hacer lo mismo con la parte inferior de su cuerpo. Los ejercicios para la parte inferior del cuerpo desempeñan un papel importante en la mejora de la fuerza para la estabilidad y el equilibrio, especialmente en las personas mayores. Los ejercicios presentados en el capítulo se adaptan a una serie de niveles de forma física, y muchos de ellos pueden adaptarse a diferentes niveles de habilidad si es necesario.

Marchas en silla

Este es el ejercicio de calentamiento perfecto que no sólo es adecuado para principiantes, sino que también hará que sus piernas y caderas estén ágiles, estimulará la circulación y la estabilidad de la parte inferior del cuerpo y tonificará los músculos de las piernas.

Instrucciones:

1. Apoye los pies en el suelo y tome asiento en el borde de la silla.
2. Levante la rodilla derecha hacia el pecho tan alto como pueda cómodamente.
3. Devuelva el pie derecho al suelo y repita con la rodilla izquierda. Alterne entre las piernas tan rápido como pueda.
4. Siga marchando de 30 a 60 segundos y sienta cómo se relajan sus extremidades.

Flexión con una pierna

Este ejercicio alarga los isquiotibiales y estabiliza la parte inferior de su cuerpo. Realizar un movimiento asimétrico como éste le hará tomar conciencia de las diferencias de fuerza y movilidad entre sus dos lados, mejorando su equilibrio.

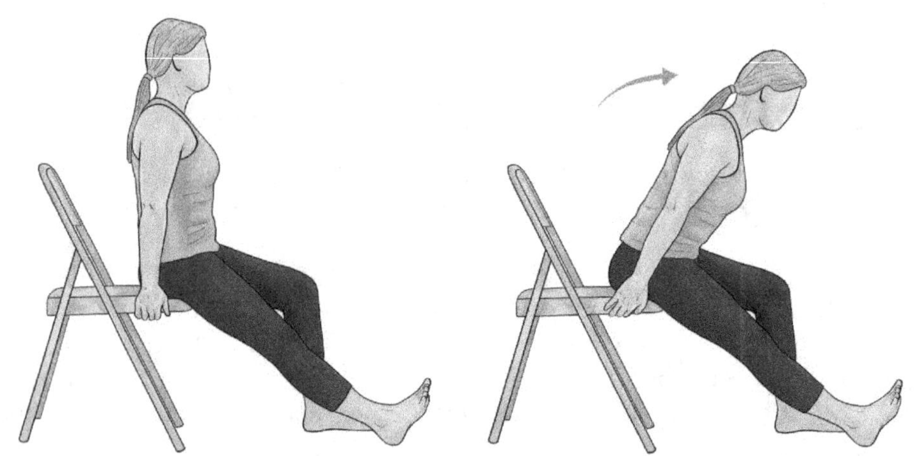

Flexión de una pierna

Instrucciones:

1. Siéntese en el borde del asiento con los pies apoyados en el suelo.

2. Manteniendo el pie derecho firme en el suelo para apoyarse, extienda lentamente el izquierdo recto delante de usted.

3. Mientras respira profundamente, empuje hacia dentro la parte baja del vientre y estire la columna para sentarse más erguido.

4. Al soltar el aliento, inclínese suavemente hacia delante sobre la pierna extendida.

5. Permanezca en la posición doblada de 15 a 20 segundos, después vuelva a la posición erguida mientras respira profundamente.

6. Haga una pausa de unos segundos para sentir los efectos en su cuerpo, luego repita con la pierna derecha estirada.

Estiramientos de isquiotibiales

Activando los músculos clave de la parte inferior del cuerpo y las piernas, esta postura es excelente para mejorar el equilibrio. Necesitará un cinturón.

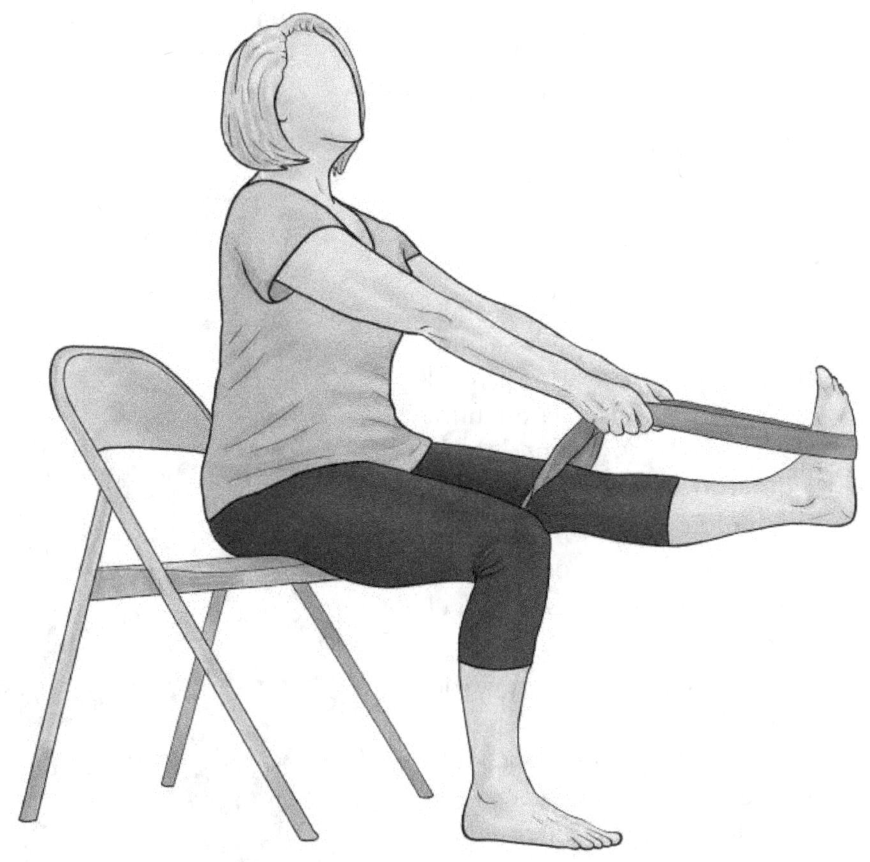

Estiramiento de isquiotibiales con cinturón

Instrucciones:

1. Siéntese en la silla y levante el pie izquierdo, enrollando el cinturón alrededor de él.

2. Sujete el cinturón con la mano izquierda y agárrese al borde de la silla con la derecha para mayor apoyo.

3. Manteniendo la columna recta, estire lentamente la pierna izquierda con ayuda del cinturón. Mantenga la rodilla doblada si le resulta más cómodo.

4. Mientras mantiene la posición, empiece a flexionar y apuntar el pie un par de veces para activar completamente las pantorrillas.

5. Alternativamente, puede intensificar el ejercicio relajando el cinturón y confiando en los músculos de la cadera para levantar y enderezar la pierna.

6. Baje la pierna izquierda al suelo y repita del otro lado.

Estiramientos de glúteos

Esta postura se dirige a los glúteos y a los músculos lumbares, estirándolos, tonificándolos y fortaleciéndolos.

Instrucciones:

1. Mientras está sentado erguido en la silla con los pies firmemente apoyados en el suelo (separados a la anchura de las caderas), levante el pie izquierdo unos centímetros del suelo.

2. Sujetándose en la rodilla, haga círculos lentos con el pie en el aire.

3. Cruzando el tobillo izquierdo sobre la rodilla derecha, levante suavemente la rodilla y bájela de cinco a seis veces. Si tiene un movimiento limitado en las caderas y no puede llevar el tobillo hasta el final sobre la rodilla, simplemente crúcelo sobre la espinilla. Como alternativa, puede apoyarlo sobre un soporte elevado como un bloque de yoga o un pequeño taburete.

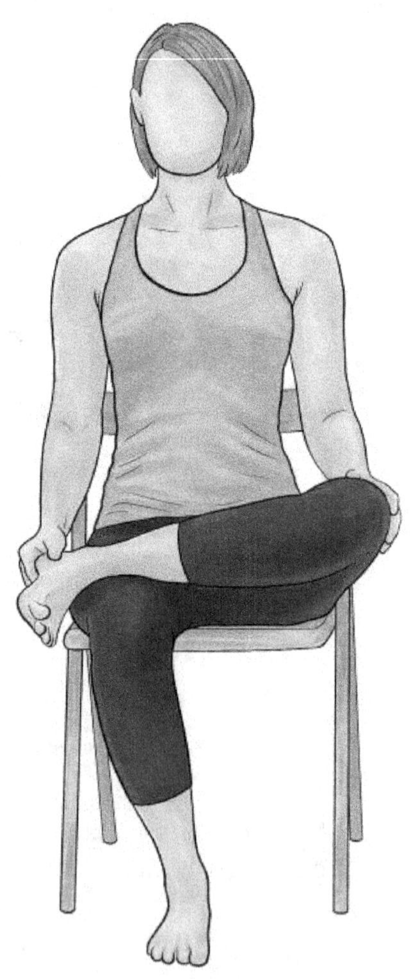

Estiramientos de glúteos

4. Respire hondo, enderece la espalda y la columna e inclínese suavemente hacia delante mientras suelta la respiración. Muévase sin su amplitud de movimiento cómoda.

Zancada en posición sentada

Esta postura ejercita tanto los músculos flexores de la cadera como los del muslo. Es una forma estupenda de relajar los músculos y articulaciones tensos si pasa mucho tiempo sentado.

Instrucciones:

1. Siéntese recto en la silla, inicialmente con los dos pies en el suelo.

2. A continuación, desplácese lentamente hacia el borde lateral de la silla, deslizando la pierna izquierda. Agárrese al otro borde de la silla con la mano derecha para apoyarse.

3. Mientras dobla la rodilla izquierda, inclínese suavemente hacia la derecha. A continuación, agárrese el pie con la mano izquierda. Si no puede alcanzar el pie, enganche un cinturón a su alrededor y agárrese a él para facilitar el ejercicio.

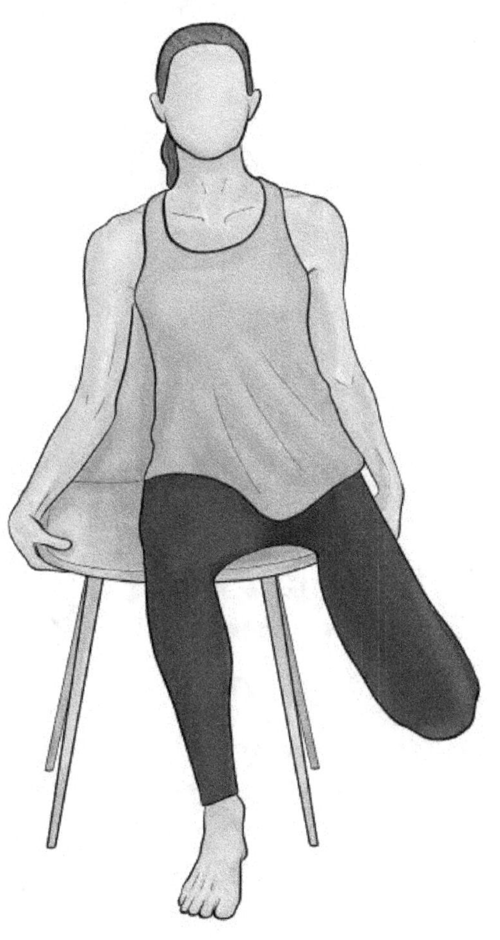

Zancada sentada

4. Intente llevar el talón hacia atrás lo más cerca posible de los glúteos. Sienta el ardor en la parte delantera del muslo. Si siente el estiramiento más alrededor de la rodilla, es que está demasiado tensa. Baje la pierna hasta que sólo pueda sentirlo en el muslo.

5. Repita en el otro lado.

Zancada en silla

Esta zancada es una alternativa excelente para las personas con movilidad limitada debido a dolores de rodilla, ya que elimina algunas de las molestias de la zancada alta regular. El movimiento puede adaptarse aún más a las personas con movilidad limitada convirtiéndolo en una versión sentada.

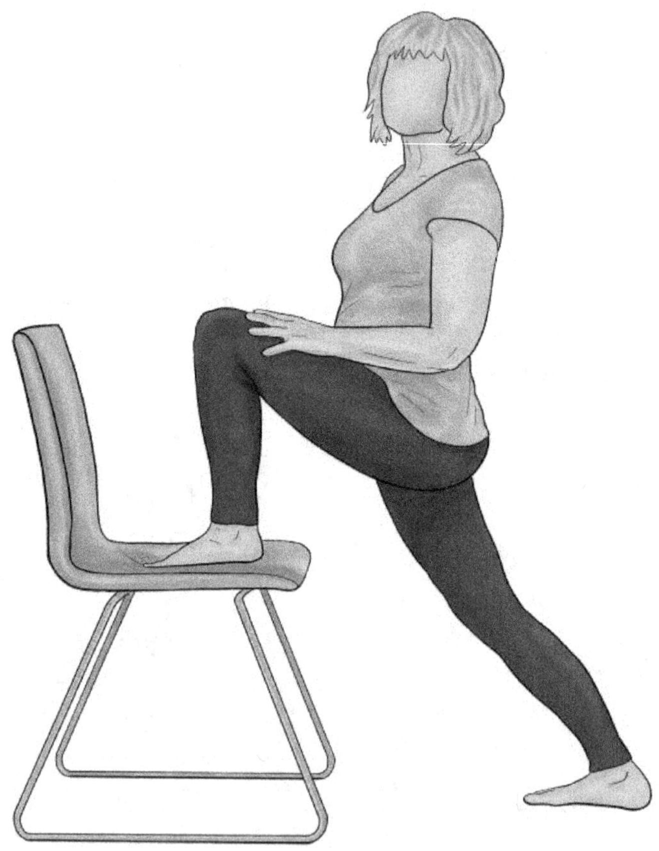

Zancada en silla

Instrucciones:

1. Colóquese de frente a la silla, a un brazo de distancia de ella. Alternativamente, si tiene problemas para mantener el equilibrio, gire la silla 90 grados de modo que pueda agarrarse al respaldo para apoyarse.

2. Cambie el peso al pie derecho y levante el pie izquierdo, plantándolo en la silla.

3. Doble suavemente la parte superior del cuerpo hacia delante, hacia la pierna elevada. Sienta cómo se estiran los músculos de la cadera y las pantorrillas.

4. Mantenga la rodilla por encima del tobillo; no deje que se adelante.

5. Para hacer la versión sentada, deslícese hasta el borde de la silla (como en el ejercicio anterior) y levante la pierna que tiene detrás en una postura de zancada.

6. Cualquiera que sea la versión que haga, asegúrese de repetirla en el otro lado.

Medio split

La versión de pie de la posición clásica de medio split es perfecta para mejorar el equilibrio en las personas con movilidad limitada.

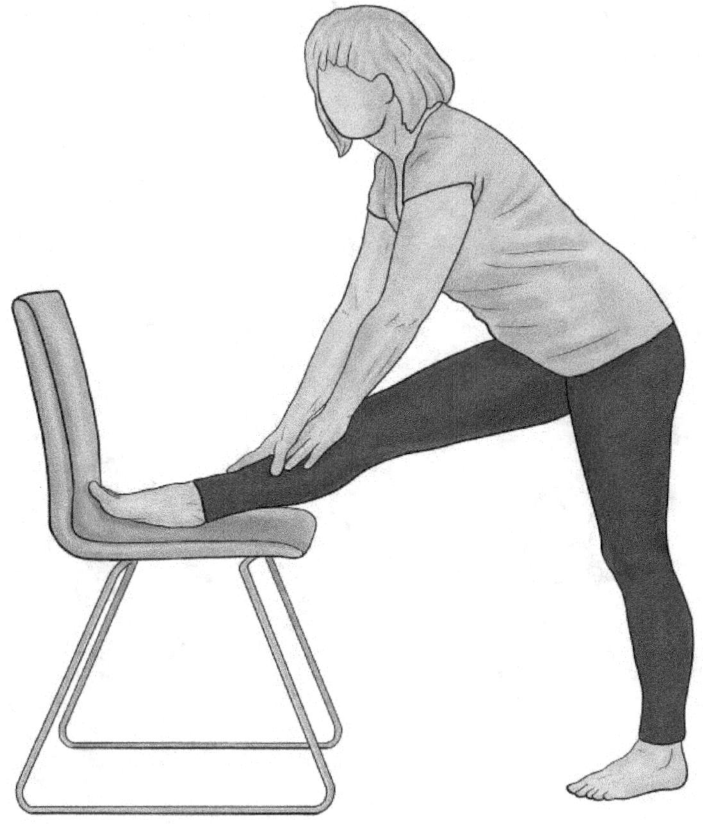

Medio split

Instrucciones:

1. Comience adoptando la postura de zancada, como se describe en el ejercicio anterior.

2. Mientras apoya el talón en la silla, inclínese hacia delante y comience a deslizar los brazos por la pierna.

3. Puede crear un poco más de resistencia e intensificar el estiramiento flexionando el pie hacia delante y manteniendo la pierna estirada.

4. Mantenga la postura durante unas cuantas respiraciones completas y luego enderece el torso.

5. Repita en el otro lado.

Extensiones de piernas en silla

Este movimiento se dirige a los cuádriceps, ayudándole a fortalecer y tonificar los músculos de los muslos, mejorar su equilibrio y aumentar la amplitud de movimiento de las piernas, facilitándole la realización de las tareas cotidianas.

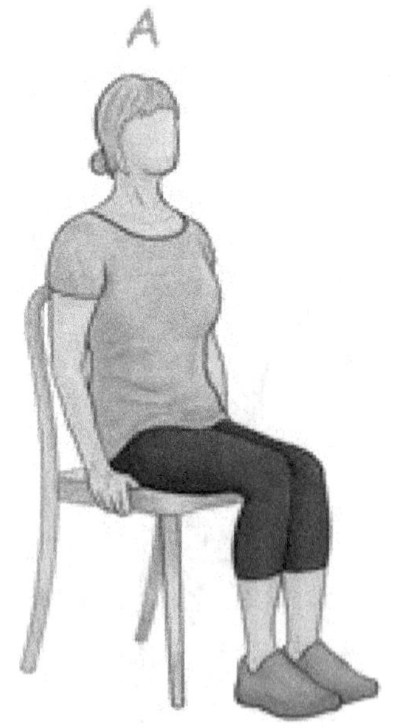

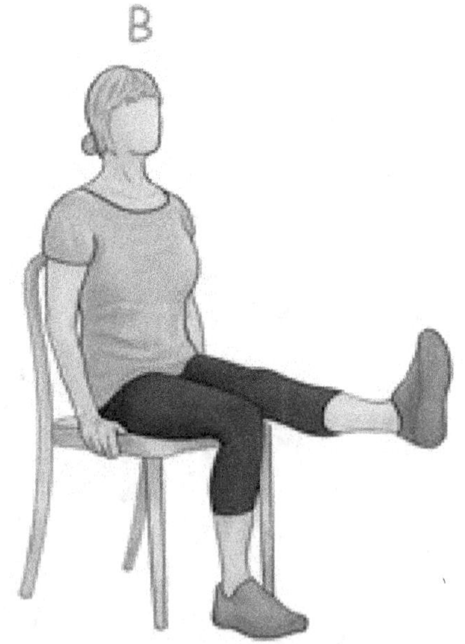

Extensiones de piernas

Instrucciones:

1. Siéntese en el borde de la silla con la espalda recta, los pies apoyados en el suelo y las rodillas en un ángulo de 90 grados.
2. Agárrese a los lados de la silla para apoyarse.
3. Levante la pierna derecha estirada hacia delante.
4. Mantenga la posición durante unos segundos, flexionando el pie para conseguir un estiramiento adicional.
5. Baje suavemente la pierna hasta la posición inicial.
6. Repita la misma secuencia con la pierna izquierda, con un objetivo de 10 a 15 repeticiones en cada lado.

Elevaciones de piernas en silla

Al trabajar los músculos isquiotibiales, este ejercicio fortalece y flexibiliza la parte posterior de los muslos. También es perfecto para mejorar la movilidad de la cadera y aumentar el ánimo y la confianza.

Instrucciones:

1. Siéntese cómodamente en su silla con la espalda recta y los pies apoyados en el suelo.
2. Agárrese a los lados de la silla para apoyarse.
3. Levante la pierna derecha estirada hacia delante.
4. Aguante un momento, sintiendo cómo se contraen los músculos de las piernas.
5. Baje suavemente la pierna hacia el suelo.
6. Repita la misma secuencia con la pierna izquierda, con un objetivo de 10 a 15 repeticiones en cada lado.
7. Para una versión más avanzada, añada pesas en los tobillos para aumentar la resistencia o eleve el pie sobre un cojín para trabajar el núcleo y los flexores de la cadera.
8. Alternativamente, puede incorporar la respiración profunda mientras realiza las elevaciones de piernas para una experiencia más calmante y consciente.

Escritura con el tobillo

Este ejercicio mejora la flexibilidad y la movilidad de sus tobillos y pies, favoreciendo una marcha cómoda. También estimula el flujo sanguíneo, lo que resulta beneficioso si padece hinchazón o molestias en las piernas y los pies, y para mayor beneficio, mejora la concentración gracias al elemento del duende de la atención plena.

Instrucciones:

1. Siéntese cómodamente en su silla con la espalda recta, los pies apoyados en el suelo y las rodillas en un ángulo de 90 grados.
2. Levante el pie derecho del suelo y extiéndalo hacia delante.
3. Utilice el pie derecho para dar forma a las letras del alfabeto en el aire. De la A a la Z, deje que su tobillo y los dedos de los pies creen cada letra.
4. Tras completar el alfabeto, cambie al pie izquierdo y repita el proceso.
5. Intente dar dos rondas del alfabeto con cada pie.

Elevación de piernas modificada con bandas de resistencia

Añadiendo un accesorio como una banda de resistencia, puede elevar la intensidad del sencillo movimiento de elevación de piernas en silla. El entrenamiento se centra en los músculos de las piernas, incluidos los cuádriceps y los isquiotibiales, para mejorar la fuerza y la estabilidad. Trabajar contra la resistencia mejora su equilibrio y coordinación, reduciendo el riesgo de caídas.

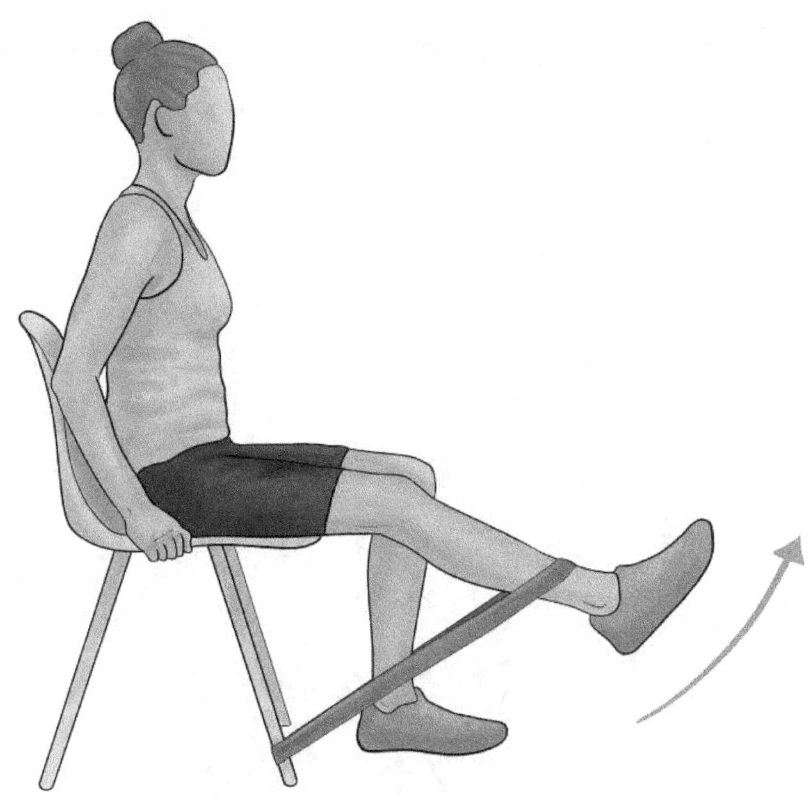

Elevaciones de piernas modificadas utilizando una banda de resistencia que se apoya en la pata de la silla

Instrucciones:

1. Siéntese cómodamente en su silla con los pies apoyados en el suelo.

2. Fije una banda de resistencia bajo las patas delanteras de su silla y haga un bucle con el otro extremo alrededor de los tobillos.

3. Siéntese erguido, con la espalda recta, sujetándose a los lados de la silla para apoyarse.

4. Inhale profundamente y luego exhale mientras levanta la pierna derecha hacia delante contra la resistencia de la banda.

5. Respire hondo y vuelva a bajar lentamente la pierna derecha.

6. Exhale mientras levanta la pierna izquierda hacia delante, trabajando de nuevo contra la resistencia.

7. Continúe con este movimiento rítmico de elevación de las piernas durante 10 a 15 repeticiones con cada pierna.

Círculos con la cadera en posición sentada

Este ejercicio es un abridor de caderas apto para principiantes, que ayuda a relajar los músculos y las articulaciones de la zona de la cadera y la espalda baja.

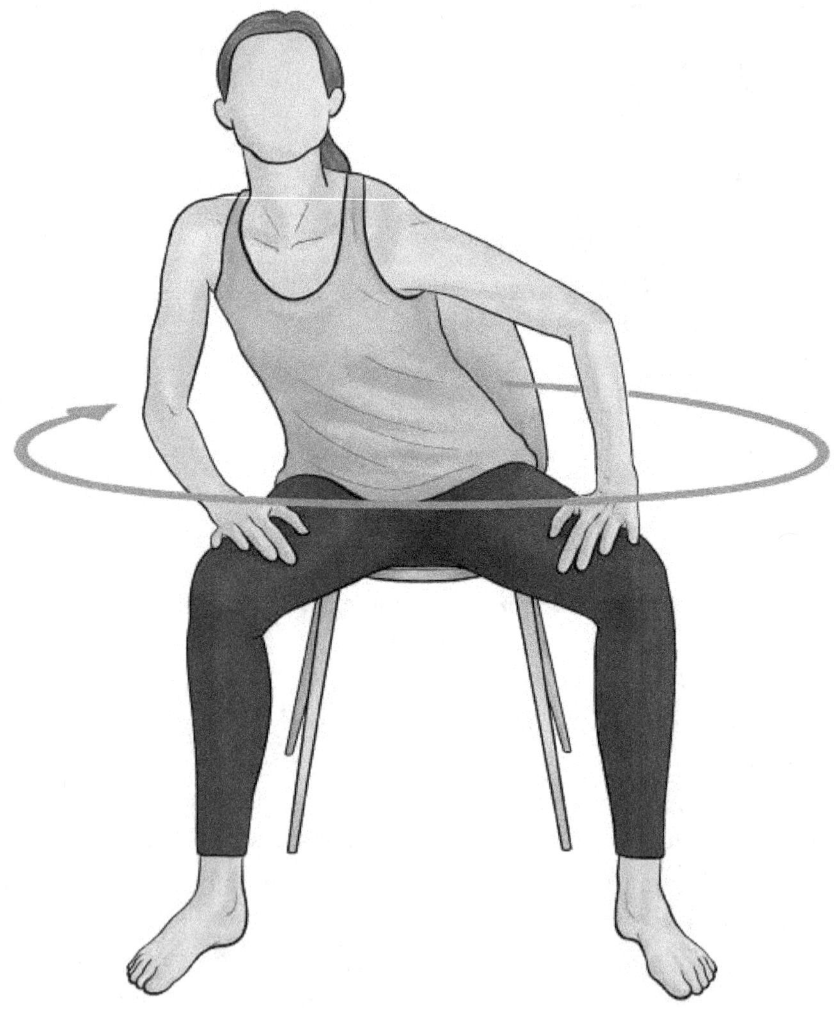

Círculos con la cadera sentado

Instrucciones:

1. Siéntese en el borde de su asiento y coloque los pies un poco más separados que la anchura de los hombros (si tiene limitada la movilidad de las caderas, basta con que los separe todo lo que pueda). Coloque las manos sobre las rodillas.

2. Mientras se inclina hacia delante, empiece a hacer círculos con la parte superior del cuerpo, acercándose primero a la rodilla derecha, luego a la izquierda y de nuevo hacia arriba. Sienta el estiramiento en las caderas y en la parte baja de la espalda.

3. El círculo puede ser tan grande o tan pequeño como le resulte cómodo. Si tiene una amplitud de movimiento limitada, haga círculos más pequeños.

4. Respire con normalidad mientras se mueve y haga de cinco a diez círculos hasta que sienta que sus caderas se relajan.

Elevaciones de rodilla

Las elevaciones de rodilla suponen un reto para toda la parte superior del cuerpo, fortaleciéndola a medida que se trabaja en el compromiso de las caderas, los glúteos y las piernas y dejando la parte superior del cuerpo al margen tanto como sea posible.

Instrucciones:

1. Siéntese recto, con los pies separados a la distancia de las caderas y los talones por debajo de las rodillas. Apoye las manos en los muslos.

2. Manteniendo los hombros relajados, eleve una de las piernas con las rodillas flexionadas. Bájela y suba la otra.

3. Alterne las piernas a un ritmo con el que se sienta cómodo y concéntrese en mantener la espalda recta. Levante la rodilla sólo lo que pueda sin sentir dolor o molestias.

4. Fíjese si empieza a utilizar la parte superior de la espalda (se inclinará hacia delante). Si lo hace, vaya más despacio e intente resistir el impulso natural de inclinarse hacia delante mientras eleva las rodillas.

5. Haga de 10 a 15 repeticiones con cada pierna o tantas como le resulte cómodo.

Estiramientos de rodilla en posición elevada

Este ejercicio es estupendo para relajar las articulaciones de la rodilla y la cadera. Puede ir tan despacio como necesite para sentirse cómodo, por lo que es adecuado para todas las capacidades y niveles de experiencia.

Instrucciones:

1. Siéntese recto, con los pies separados a la distancia de las caderas y los talones por debajo de las rodillas. Apoye las manos en los muslos.

2. Levante la rodilla derecha doblada y estírela hacia delante, estirando la pierna al máximo.

3. Doble de nuevo la rodilla derecha y bájela hasta el suelo. Mantenga la parte superior del cuerpo quieta y concéntrese en trabajar sólo los músculos de la parte inferior de la espalda, la cadera y las piernas.

4. Repita con la pierna izquierda y siga alternando entre las dos.

5. Haga de 10 a 15 repeticiones con cada pierna o tantas como pueda hacer cómodamente.

Apertura de rodillas

Al igual que el ejercicio anterior, este movimiento también es ideal para mejorar la movilidad de rodillas y caderas.

Instrucciones:

1. Siéntese recto, con los pies separados a la distancia de las caderas y los talones por debajo de las rodillas. Apoye las manos en los muslos.

2. Levante la rodilla derecha doblada y muévala hacia un lado. Mantenga la rodilla flexionada y la espalda recta, e implique los músculos de la cadera. No tuerza la parte superior del cuerpo mientras mueve la pierna.

3. Lleve la rodilla derecha hacia el centro y bájela hasta el suelo.

4. Repita con la otra pierna. Mueva la pierna hacia un lado sólo tanto como le resulte cómodo. Si sólo puede alejarla ligeramente del centro, no pasa nada. Vaya tan despacio como quiera.

5. Haga de 10 a 15 repeticiones con cada pierna o tantas como pueda hacer cómodamente.

Elevaciones de una pierna en posición sentada

Se trata de un ejercicio realmente suave, adecuado para principiantes y para todas las personas con movilidad limitada. Ejercita toda la parte inferior del cuerpo sin forzar demasiado las articulaciones y los músculos.

Instrucciones:

1. Siéntese recto en el borde del asiento, con los pies separados a la distancia de las caderas y los talones por debajo de las rodillas. Apoye las manos en los muslos.

2. Mantenga la rodilla derecha doblada y estire suavemente la pierna izquierda en el suelo con los talones y los dedos de los pies hacia arriba.

3. Sus rodillas no deberían estar bloqueadas - no debería haber ninguna tirantez en esa zona. Si la hay, intente relajar las rodillas, aunque eso signifique que sus piernas no estarán rectas en el aire.

4. Mantenga los hombros relajados y, al inhalar, levante la pierna izquierda.

5. Al exhalar, baje la pierna izquierda.

6. Haga de cinco a ocho repeticiones con la pierna izquierda, luego pase a la derecha y haga el mismo número de repeticiones.

Elevaciones de piernas intensificadas

Este ejercicio moderado es un paso adelante con respecto al anterior y es muy recomendable para quienes no tienen problemas graves de movilidad ni articulaciones dolorosas.

Instrucciones:

1. Siéntese recto en el borde de su asiento, con los pies separados a la distancia de las caderas y los talones por debajo de las rodillas. Apoye las manos en los muslos.

2. Mantenga la rodilla derecha doblada y estire suavemente la pierna izquierda en el suelo con los talones y los dedos de los pies hacia arriba.

3. Con la pierna estirada en el aire (tan estirada como pueda sin bloquear las rodillas, como en el ejercicio anterior), levante los brazos hacia los lados.

4. Sienta el estiramiento en la parte baja de la espalda, el abdomen, las caderas y los muslos.

5. Mantenga la posición de 15 a 30 segundos o el tiempo que le resulte cómodo.

Estiramientos de cadera con los brazos

Este movimiento puede modificarse fácilmente en función de su movilidad y su forma física, centrándose en los músculos y las articulaciones desde las caderas hasta los isquiotibiales.

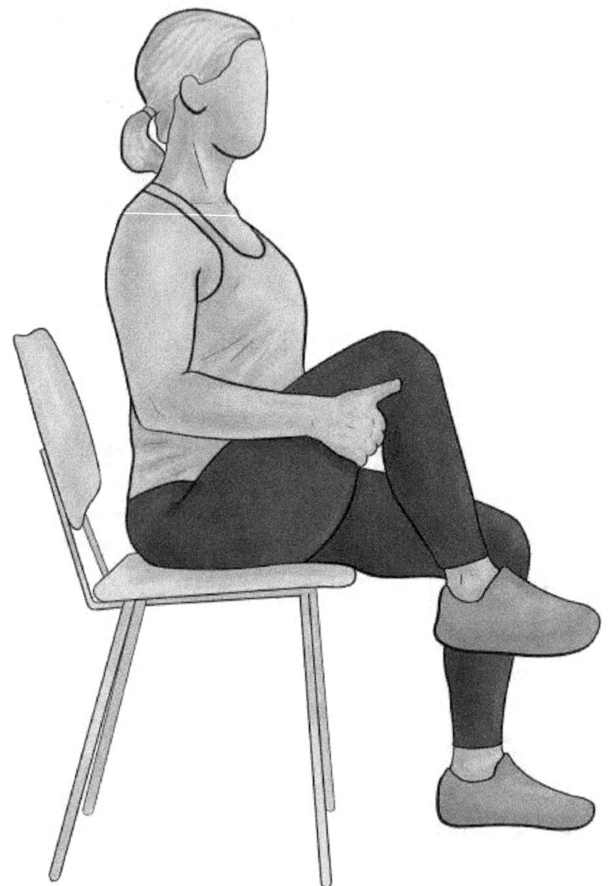

Estiramiento de cadera con los brazos

Instrucciones:

1. Siéntese recto en el borde del asiento, con los pies separados a la distancia de las caderas y los talones por debajo de las rodillas.

2. Lleve la rodilla derecha hacia arriba, cerca del cuerpo. Acérquela lo máximo posible para que pueda rodear la rodilla con las manos como si la abrazara. Si no puede llevar la pierna hacia arriba, intente elevarla todo lo que pueda y luego ponga los brazos debajo de la rodilla mientras la mantiene en el aire.

3. Una vez que abrace la rodilla (ya sea por debajo o por encima), inclínese suavemente hacia delante. Mantenga la espalda recta y sienta la tensión en la parte inferior del cuerpo y en el muslo.

4. Si sus hombros se comprometen (empieza a encorvarse), bájelos para poder centrarse en comprometer sólo la parte inferior de su cuerpo.

5. Mantenga la posición de 15 a 30 segundos o el tiempo que le resulte cómodo.

6. Repita con la otra pierna.

Torsión de rodilla en posición elevada

Un poco más intenso, este ejercicio de torsión sentado en una silla es excelente para mejorar el equilibrio al relajar y fortalecer los músculos de la cadera y las articulaciones.

Instrucciones:

1. Siéntese recto en el borde del asiento, con los pies separados a la distancia de las caderas y los talones por debajo de las rodillas.

2. Lleve la rodilla derecha hacia arriba, pegada al cuerpo. Coloque el talón derecho encima de la pierna izquierda, justo por encima de la rodilla (si no puede levantar la pierna tan alto, simplemente apoye la pierna en la espinilla o cruce los tobillos).

3. Coloque la mano izquierda sobre la rodilla derecha y el brazo izquierdo sobre la silla.

4. Mientras compromete la parte inferior del cuerpo, gire suavemente el torso hacia la espalda (el lado derecho) manteniendo las piernas estables.

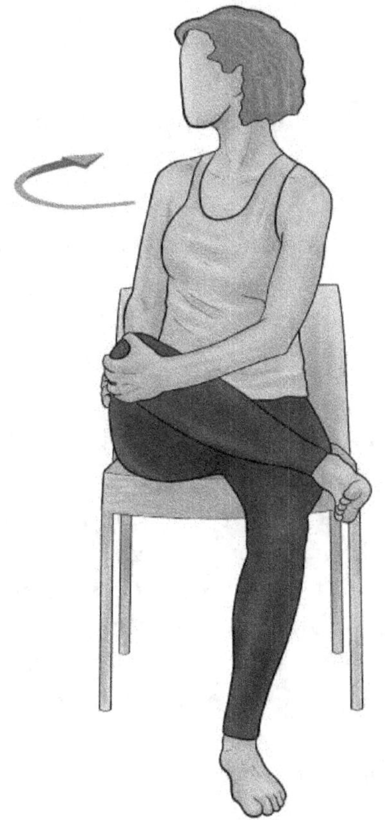

Torsión de rodilla elevada

5. Mantenga la posición de 10 a 15 segundos antes de soltar y bajar la pierna.

6. Repita con la otra pierna.

Inclinación hacia delante en posición sentada

Otro movimiento sencillo para quienes desean ejercitar toda la parte inferior del cuerpo, pero pueden tener una movilidad limitada en la cadera o la zona lumbar.

Instrucciones:

1. Siéntese recto en el borde de su asiento, con los pies más cerca que la distancia entre los huesos de las caderas.

2. Estire ambas piernas rectas delante de su cuerpo, apoyando ambos talones en el suelo. Intente no bloquear las rodillas. Tenerlas ligeramente flexionadas le ayudará a mantenerlas lo suficientemente sueltas como para evitar molestias.

3. Coloque las manos junto a las caderas en la silla.

4. Mantenga la espalda recta, controle la parte baja de la espalda e inclínese suavemente hacia delante lo más cerca posible de sus cosas. Inclínese tanto como le resulte cómodo (si no puede acercarse a los muslos, inclínese sólo hasta la mitad).

5. Mantenga la posición de 15 a 30 segundos o hasta que se sienta cómoda.

Los ejercicios de yoga en silla para la parte inferior del cuerpo relajan las caderas, mejoran la movilidad y fortalecen los músculos y las articulaciones de las piernas. Gracias a estos beneficios, estos ejercicios también mejoran el equilibrio y la estabilidad y reducen los síntomas de dolor en quienes padecen dolores crónicos de cadera y rodilla. Con unas piernas más fuertes sobre las que sostenerse, tendrá menos probabilidades de caerse, lo que le dará más seguridad a la hora de desplazarse. La mejor manera de incorporar ejercicios para la parte inferior del cuerpo a su programa es alternarlos con movimientos de fortalecimiento y estabilización de la parte superior del cuerpo y del núcleo.

Capítulo 5: Mejorar la estabilidad del núcleo y la postura

Las partes superior e inferior no componen todo su cuerpo. Una sección importante en el centro, llamada *núcleo*, proporciona a su cuerpo la fuerza y el equilibrio necesarios para realizar las tareas cotidianas. Su núcleo es una combinación de varios músculos de la zona abdominal, concretamente el recto abdominal en la parte delantera, los oblicuos internos y externos en los lados, el transverso abdominal en la espalda y los músculos de la cadera y la parte baja de la espalda. Dado que estos músculos ayudan a sostener la columna vertebral, su fuerza es fundamental para mantener el equilibrio. También ayuda a reducir en gran medida el dolor de espalda.

Además, una postura correcta está relacionada con su bienestar general. Mejora la circulación y la digestión y reduce los dolores de espalda y de cabeza. Sentarse recto le permitirá respirar mejor, lo que le dará más energía para realizar las tareas diarias. En este capítulo se detallan ejercicios de yoga en silla fáciles de realizar que mejorarán la estabilidad de su núcleo y su postura en cuestión de meses sin forzar demasiado su cuerpo. Cada postura que aparece a continuación va acompañada de su nombre original en sánscrito.

Flexión lateral (Parsva Sukhasana)

Si desea relajar la parte superior de su cuerpo a la vez que trabaja su núcleo, pruebe el sencillo ejercicio de flexión lateral. También ayuda a corregir su postura. Se realiza exactamente como su nombre indica mientras se está sentado en la silla. Sus otros beneficios incluyen:

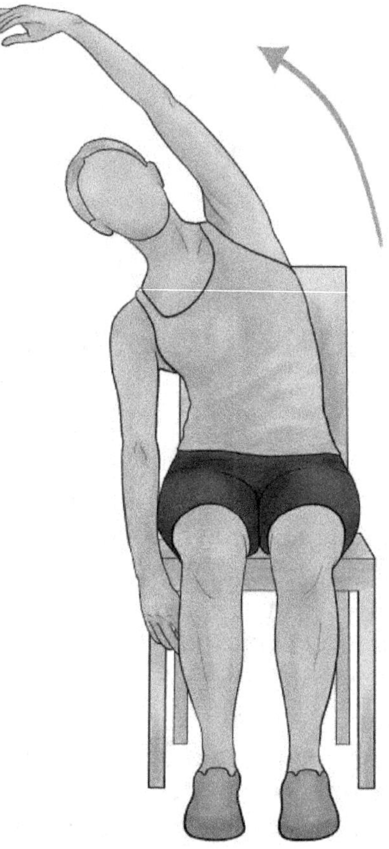
La flexión lateral sentada

- Relajación de brazos y hombros.

- Estiramiento de la parte superior de la espalda, el pecho y el cuello.

- Limpiar los pulmones.

La Parsva Sukhasana es más bien un calentamiento para realizar eficazmente los demás ejercicios enumerados.

Instrucciones:

1. Siéntese en su silla e intente estar lo más recto posible. Cada centímetro de su espalda, desde la parte baja de la columna hasta la nuca, debe estar perpendicular al asiento para lograr la postura correcta. Mantenga los pies apoyados en el suelo y los brazos a los lados.

2. Levante un brazo por encima de la cabeza e inclínese hacia el lado opuesto, doblando la cintura.

3. Mantenga el tronco contraído y la columna recta, y sostenga la posición durante unos segundos.

4. Repita del otro lado para asegurar un fortalecimiento equilibrado del núcleo.

Inclínese sólo de lado. No se incline ni hacia delante ni hacia atrás.

Postura de la montaña (Tadasana / Parvatasana)

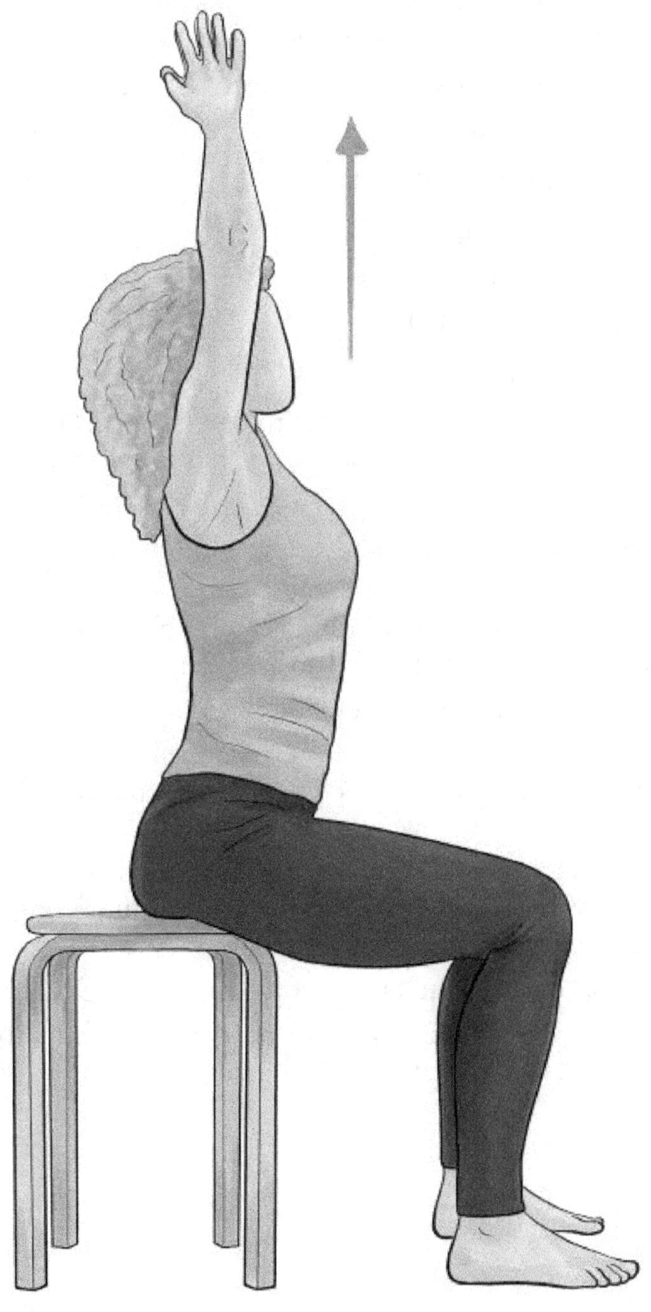

Postura de montaña sentado

Esta es la postura de yoga más comúnmente practicada y fácil de realizar incluso en posición de pie. También se llama "tadasana", pero si se hace en posición sentada (en el suelo), se llama "*parvatasana*". Tiene numerosos beneficios que no disminuyen si se hace en una silla.

- La corrección postural es su principal beneficio
- Mejora de la movilidad
- Fortalecimiento del núcleo
- Mejora de la digestión
- Mejora intestinal
- Mejora del equilibrio
- Para principiantes

Cuando se ve desde lejos, especialmente en posición sentada, parece una variante humana de una montaña; de ahí su nombre.

Instrucciones:

1. Siéntese erguido con los pies apoyados en el suelo y las palmas de las manos sobre los muslos.
2. Respire con normalidad durante unos segundos. Concéntrese en sus procesos de inhalación y exhalación.
3. Active su núcleo metiendo el ombligo hacia dentro, incluso si tiene el vientre plano.
4. Inspire profundamente y contenga la respiración unos segundos. Exhale completamente y aguante de nuevo.
5. Mientras inhala de nuevo, levante los brazos de los lados y júntelos por encima de la cabeza. No relaje la postura e intente estirar los brazos todo lo que pueda.
6. Mientras exhala, bájelas de nuevo lentamente.
7. Repita el ciclo durante aproximadamente un minuto al principio, aumentando la duración cada semana.

Postura de estiramiento del torso (Bharadvajasana)

No se preocupe: el estiramiento del torso no es tan difícil como parece. No necesita la flexibilidad de la juventud para hacerlo correctamente. Es un movimiento de torsión suave que hace maravillas para su núcleo y su postura. Debe su nombre al antiguo gurú indio Bharadvaja.

- Fortalece la zona lumbar
- Alivia el dolor de espalda
- Estira la columna vertebral y las caderas
- Mejora la movilidad de la columna vertebral
- Mejora la digestión
- Alivia el estrés

Al principio, no se exija demasiado al hacer el estiramiento del torso.

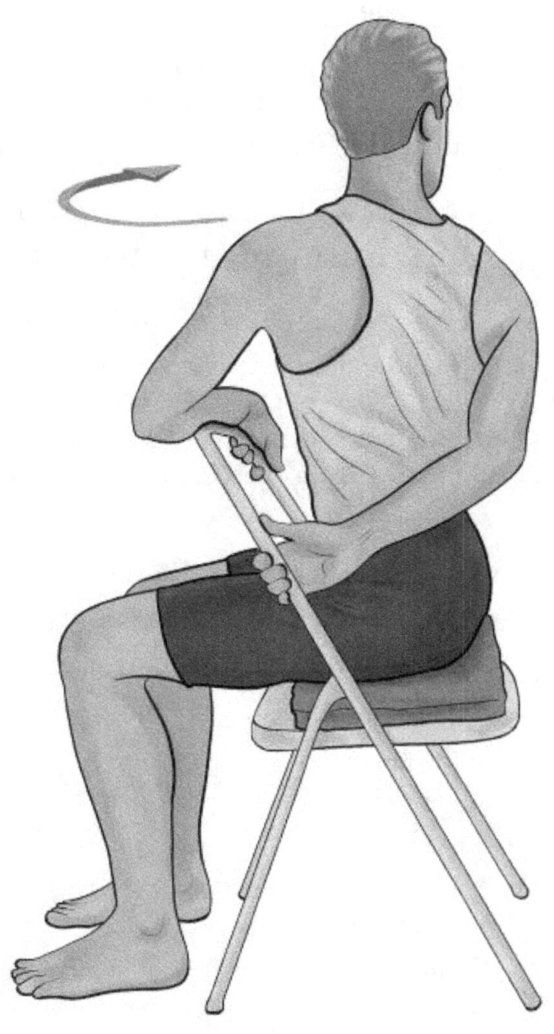

Estiramiento del torso

Instrucciones:

1. Apoye los pies en el suelo y siéntese recto. Respire con normalidad.

2. Coloque la mano derecha en el respaldo de la silla y la izquierda en la rodilla derecha.

3. Gire suavemente el torso hacia la derecha, involucrando los músculos del núcleo mientras gira.

4. Aguante unas cuantas respiraciones normales y repita del otro lado.

Estiramiento gato-vaca (Bitilasana Marjaryasana)

A diferencia del estiramiento regular de gato-vaca sobre las rodillas, que es muy difícil de hacer para muchos jóvenes, el gato-vaca sentado es sorprendentemente fácil de realizar. Ambos tipos de posturas trabajan casi las mismas partes de su cuerpo y ofrecen beneficios similares.

- Fortalecimiento del núcleo

- Entrenamiento para la parte baja de la espalda

- Fortalecimiento de la cadera y el cuello

- Estira los músculos abdominales

- Alivia los dolores de espalda y la ciática

En su nombre sánscrito, Bitilasana se refiere a la postura de la vaca, y Marjaryasana es la postura del gato.

Instrucciones:

1. Coloque las manos sobre las rodillas y los pies apoyados en el suelo mientras se sienta.

2. Mientras inhala, arquee la espalda y mire al techo (postura de la vaca). Evite esforzarse.

3. Al exhalar, meta la barbilla en el pecho mientras redondea la espalda (postura del gato).

4. Muévase suavemente entre estas dos posiciones, utilizando su núcleo para apoyar el movimiento.

Aparte de su núcleo, concéntrese también en las zonas doloridas de la espalda. Sienta cómo los nudos se relajan y el dolor remite.

Flexión hacia delante (Paschimottanasana)

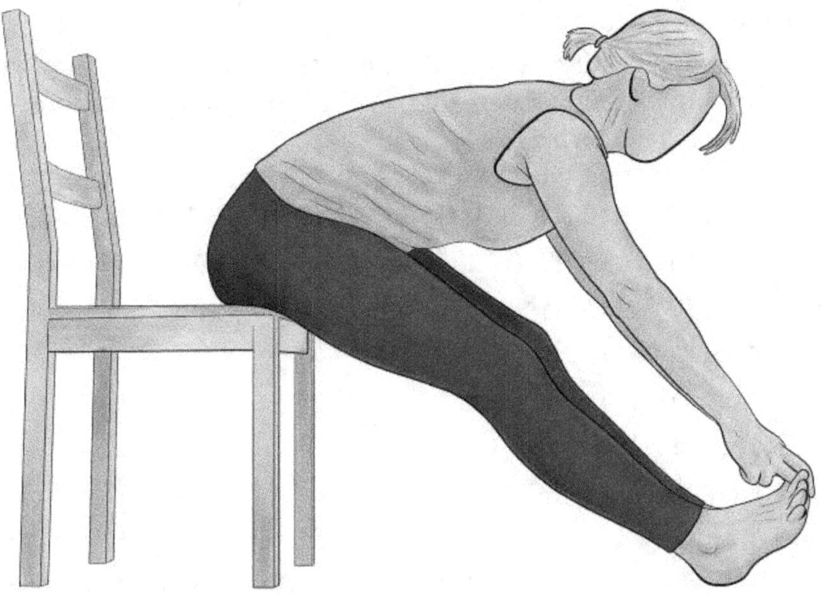

Flexión hacia delante

Para hacer esta postura sentada sin la ayuda de una silla, necesitará un alto nivel de flexibilidad. Con una silla, en cambio, no es demasiado difícil y ofrece muchos de los beneficios similares.

- Involucra al núcleo
- Masajea pies y tobillos
- Estira la zona lumbar y los isquiotibiales
- Alivia el dolor de espalda y las primeras fases de la artritis
- Alivia el estrés y le tranquiliza

Instrucciones:

1. Siéntese cerca del borde de la silla con los pies apoyados en el suelo. Asegúrese de que hay alguien sujetando el respaldo de la silla.

2. Inhale e intente sentarse lo más recto posible. Estire la columna vertebral todo lo que pueda.

3. Mientras exhala, flexione las caderas para inclinarse hacia delante, manteniendo la espalda recta. Extienda las manos hacia los pies. Esto compromete el núcleo y estira la espalda.

No tiene que tocarse los pies, pero estírese hacia ellos todo lo que pueda.

Variante

Una variante más difícil consiste en mantener las piernas estiradas ante usted y dejar que los pies descansen sobre los talones, después intente tocarse los dedos de los pies.

Postura de la paloma (Rajakapotasana)

Esta postura es tan sencilla como sentarse cómodamente en su sofá, pero con un fácil ejercicio de flexión hacia delante.

- Fortalece el núcleo

- Abre las caderas

- Mejora la movilidad y la flexibilidad

- Estira la zona lumbar

Instrucciones:

1. Coloque las manos en los bordes de la silla y siéntese recto con los pies apoyados en el suelo.

2. Suba la pierna derecha y coloque el pie sobre el muslo izquierdo. Es como sentarse cómodamente en una postura de poder.

3. Inclínese hacia delante, hacia la pierna, tanto como pueda.

4. Vuelva a la posición inicial y repita con la otra pierna.

Plancha en silla (Phalakasana)

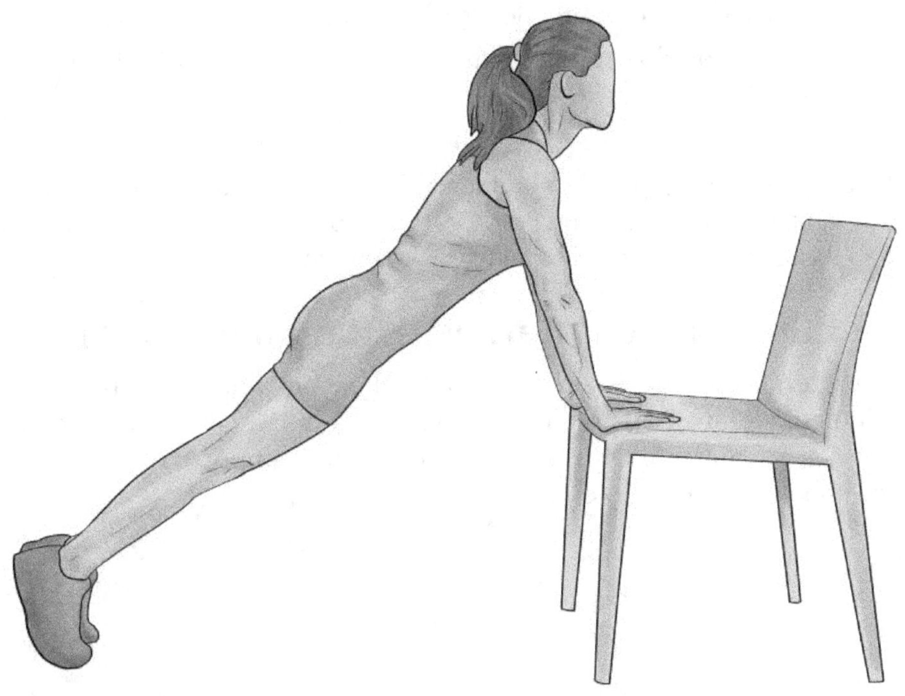

Plancha en silla

Puede que la postura de la plancha se haya puesto de moda en los últimos años, pero es un concepto antiguo en el yoga. Es el mejor ejercicio que puede hacer para fortalecer su núcleo. La plancha en silla es una versión menos agotadora de la plancha normal en el sentido de que no ejerce demasiada presión sobre el abdomen y los brazos.

- Se centra en el núcleo

- Fortalece brazos y hombros

- Reduce el dolor lumbar

- Fortalece la parte inferior del cuerpo

Es similar a la postura de plancha horizontal, pero con mayor inclinación.

Instrucciones:

1. Arrodíllese junto a su silla y coloque las manos sobre el asiento.

2. Estire los pies hacia atrás de forma que su cuerpo forme una línea diagonal desde la cabeza hasta los talones.

3. Ajústese para que sus hombros estén directamente sobre sus muñecas.

4. Active su núcleo metiendo la barriga hacia dentro.

Mantenga la posición todo el tiempo que pueda sin forzar el abdomen y la espalda.

Variante

Una vez que sea capaz de mantener la postura durante mucho tiempo, puede utilizar una silla con una altura menor para comprometer mejor su núcleo hasta que pueda realizar el ejercicio en el propio suelo.

Elevación de piernas (Uttanapadasana)

El nombre puede inducir a error porque el ejercicio no es tan fácil como simplemente levantar las piernas del suelo al caminar. Se trata de algo más que trabajar contra la gravedad. No obstante, tampoco es demasiado difícil, sobre todo sentado en una silla.

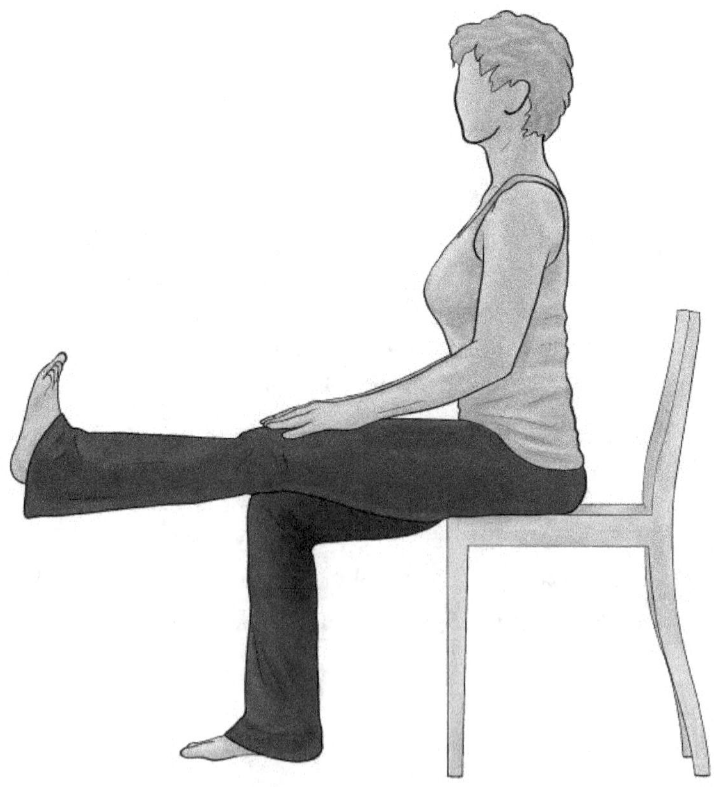

Elevación de piernas

- Mejora el núcleo

- Fortalece los órganos abdominales

- Endereza la postura

- Mejora la circulación

- Ayuda con las varices

Instrucciones:

1. Mantenga los pies apoyados en el suelo mientras se sienta erguido.
2. Mantenga las manos en los muslos, no en la silla.
3. Respire hondo, active su núcleo y levante una de las piernas, manteniéndola recta.
4. Bájela de nuevo y repita con la otra pierna.
5. Para un reto añadido, intente levantar ambas piernas simultáneamente o alterne sin dejar que sus pies toquen el suelo entre las elevaciones.

Postura del barco (Paripurna Navasana)

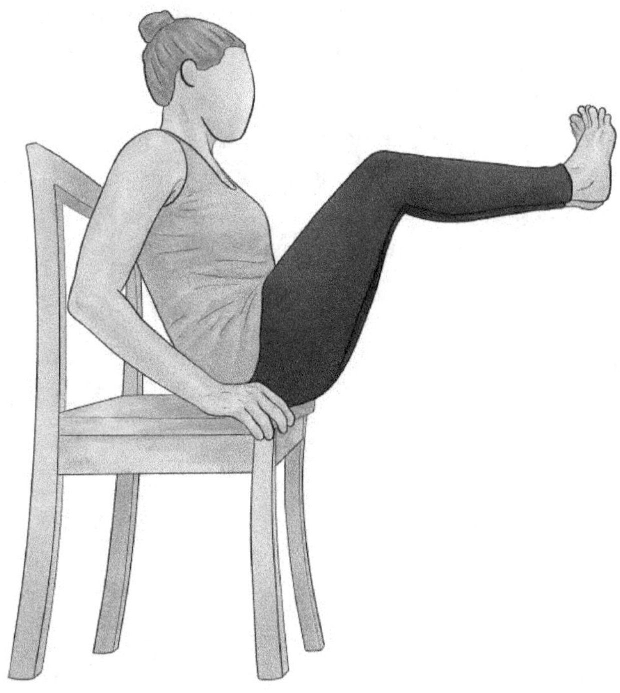

Postura del barco

Este emula la flotación de un barco en el agua. Es similar a las elevaciones de piernas, pero algo más avanzado. Realiza una forma de "V" con su cuerpo.

- Endurece el núcleo
- Mejora el equilibrio y la postura
- Estira los isquiotibiales
- Alivia la tensión
- Ayuda en la digestión

Instrucciones:

1. Siéntese en el borde de la silla con los pies apoyados en el suelo.
2. Coloque las manos en los laterales de la silla para apoyarse, manteniendo los dedos apuntando hacia las rodillas.
3. Levante los pies del suelo, llevando las rodillas hacia el pecho. Mantenga la espalda recta durante todo el movimiento.
4. Si se siente cómodo, extienda las piernas rectas delante de usted (en forma de V).
5. Mantenga la postura durante varias respiraciones, haciendo trabajar los músculos centrales y manteniendo el equilibrio.

Variante

Una variante avanzada de la postura del barco es el *pike pulse*, en el que mantiene los pies rectos (paralelos al asiento) y tira de ellos hacia arriba a intervalos regulares. Es como pasar de la forma de "L" a la de "V", y luego repetir tantas veces como sea posible.

Postura de la cara de vaca (Gomukhasana)

Es muy diferente del estiramiento gato-vaca que suena parecido. También es un poco más avanzado porque necesitará un poco más de flexibilidad para hacerlo bien. Es importante corregir su postura, por lo que hacerlo bien importa.

- Fortalece brazos y hombros

- Le hace más flexible

- Ayuda en el tratamiento de la ciática

- Mejora la salud de los riñones

- Mejora la salud del corazón

- Reduce el estrés

- Fortalece el núcleo y mejora la postura

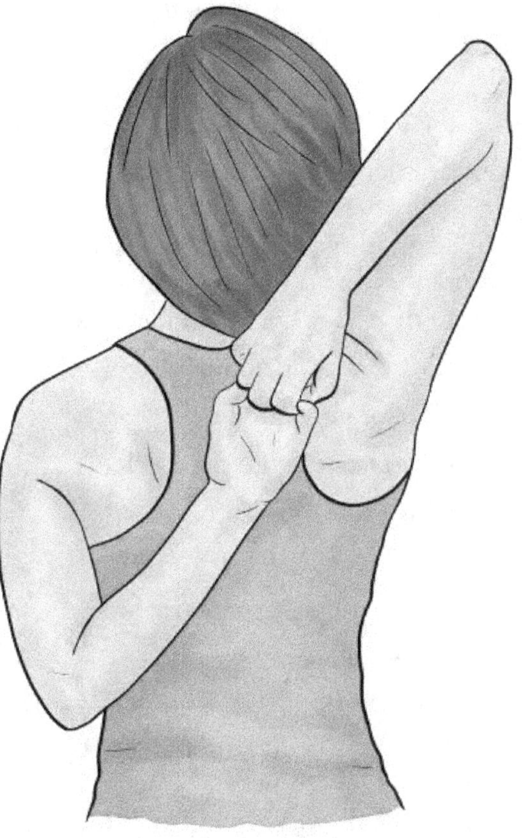

Postura de cara de vaca desde atrás

Instrucciones:

1. Mantenga una postura recta y coloque los pies separados a la anchura de las caderas en el suelo.

2. Cruce la pierna derecha sobre la izquierda, colocando la rodilla derecha encima de la izquierda. Intente apilar las rodillas tanto como sea posible.

3. Suba el brazo derecho y doble el codo, bajando la mano derecha por la espalda.

4. Ponga el brazo izquierdo detrás de la espalda desde la base de la columna e intente alcanzar la mano derecha.

5. Mantenga la posición durante unos segundos y luego cambie de manos y piernas.

No pasa nada si no puede juntar las manos detrás de la espalda. Sin esforzarse, acérquelas todo lo que pueda.

Postura del águila (Garudasana)

La postura del águila se parece al pico de un águila; de ahí su nombre. Es interesante observar que el "garuda" en garudasana implica tanto "águila" como "devorador", lo que la convierte en una postura de poder. Requiere un nivel intermedio de flexibilidad, por lo que deberá practicar la postura de la cara de vaca y la flexión hacia delante antes de intentarla.

- Mejora la flexibilidad
- Mejora el equilibrio
- Fortalecimiento del núcleo
- Corrección postural
- Reduce el estrés
- Aumenta la concentración
- Mejora la circulación

Instrucciones:

1. Siéntese cómodamente en la silla con los pies apoyados en el suelo.
2. Cruce el muslo derecho sobre el izquierdo.
3. Intente enganchar el pie derecho detrás de la pantorrilla izquierda si es posible. Si le resulta difícil, puede simplemente dejar los pies colgando en el aire.
4. Cruce el brazo derecho sobre el izquierdo por los codos.
5. Doble los codos y, si es posible, junte las palmas de las manos. Si las palmas no se tocan, puede colocar el dorso de las manos una contra otra o agarrarse de hombros opuestos.
6. Levante ligeramente los codos, creando un estiramiento en la parte superior de la espalda y los hombros.
7. Mantenga la postura durante unas cuantas respiraciones profundas.

8. Libere la postura descruzando los brazos y las piernas, luego cambie de lado cruzando el muslo izquierdo sobre el derecho y repitiendo los movimientos de los brazos.

Postura de la luciérnaga (Tittibhasana)

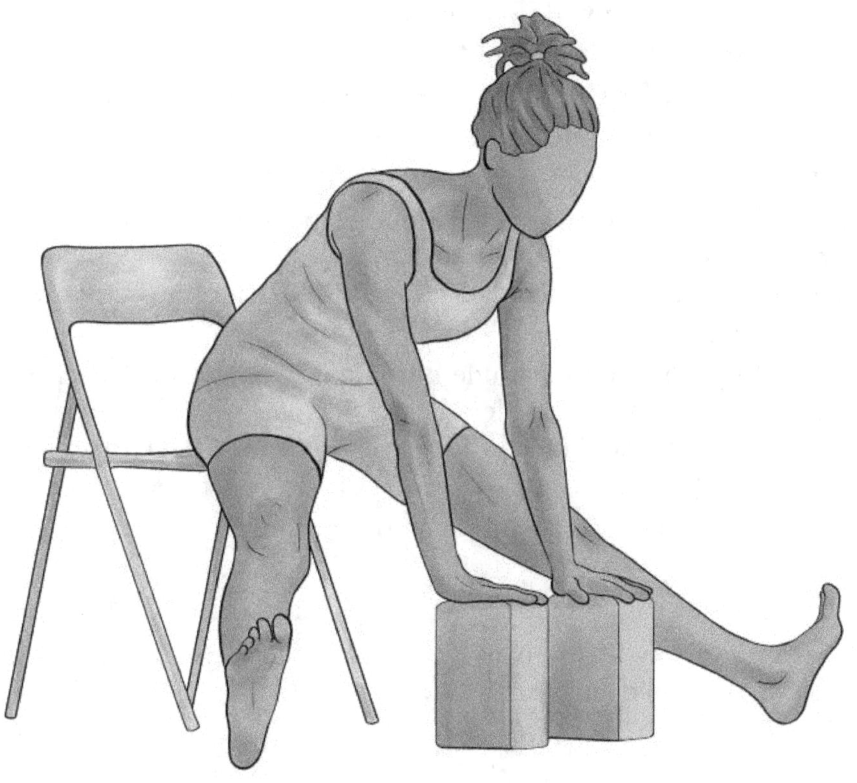

Postura de la luciérnaga

Esta es una postura fácil de hacer, pero difícil de mantener. Necesitará un núcleo más fuerte y unas extremidades más robustas para mantenerla durante mucho tiempo. Es mejor empezar aguantando la postura unos segundos.

- Hace que el núcleo sea mucho más fuerte
- Mejora el equilibrio
- Fortalece las extremidades
- Mejora el bienestar mental

Instrucciones:

1. Coloque los pies planos en el suelo y siéntese recto.

2. Mantenga las manos entre los muslos, con las palmas hacia abajo sobre la silla.

3. Levante las piernas hacia fuera e intente alinearlas con el asiento de la silla. Apoye la postura ejerciendo presión sobre el asiento con las palmas de las manos y los glúteos.

4. Aguante todo el tiempo que pueda, vuelva a bajar las piernas y repita varias veces.

Variante

Una vez que sea capaz de mantener la postura durante un tiempo suficientemente largo (unas 10 respiraciones), podrá progresar a una versión más dura. Su flexibilidad en la flexión hacia delante también le será útil aquí.

1. Coloque un ladrillo grande o unas pilas de libros entre sus muslos en el suelo. La altura de esta plataforma elevada no debe superar la mitad de la altura de las patas de la silla (preferiblemente un cuarto de altura).

2. Coloque las manos sobre la plataforma, con las palmas hacia abajo.

3. Intente elevar las piernas todo lo que pueda.

Elimine un libro cada semana para que la plataforma sea más pequeña y la pose más difícil de hacer.

Postura del triángulo extendida (Utthita Trikonasana)

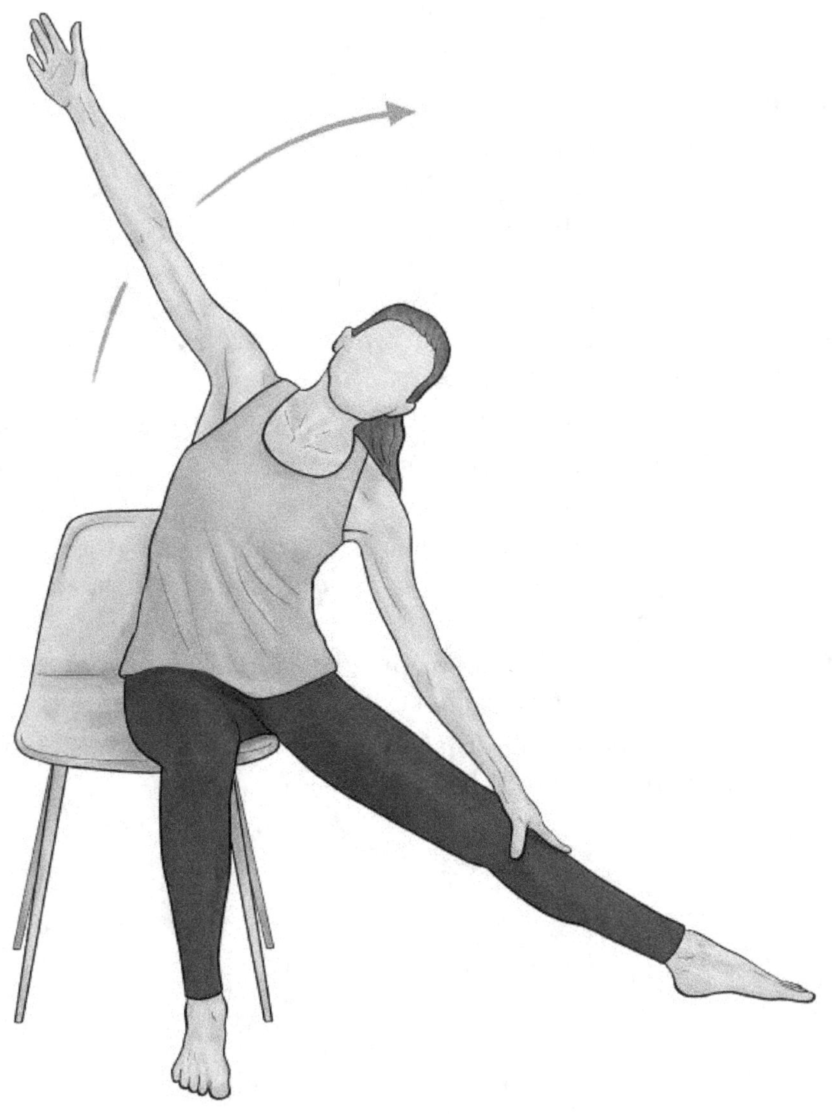

Postura de triángulo extendido

Es hora de utilizar su silla como apoyo principal para fortalecer su núcleo y mejorar aún más su postura. La postura del triángulo extendida requiere unas piernas un poco más fuertes para sostener parte de su cuerpo.

- Mejora el equilibrio
- Aumenta la estabilidad
- Estira la columna vertebral para corregir la postura
- Relaja las caderas y los hombros
- Alivia el estrés y la ansiedad

Instrucciones:

1. Colóquese en el lado izquierdo de la silla, de modo que su glúteo izquierdo quede cerca del borde del asiento. Asegúrese de que la silla es lo suficientemente robusta como para soportar su peso en un lado.
2. Con la pierna derecha adelantada y los pies apoyados en el suelo, mueva la pierna izquierda hacia un lado. Las rodillas deben formar un ángulo recto entre sí.
3. Estire la pierna izquierda con sólo los talones tocando el suelo.
4. Respire profundamente mientras levanta los brazos hacia los lados, paralelos al suelo.
5. Mientras exhala, inclínese hacia la izquierda de forma que su mano izquierda toque su pierna izquierda y su brazo derecho apunte recto hacia arriba.
6. Concéntrese en el estiramiento del lado derecho del abdomen mientras mantiene la postura durante unos segundos.
7. Vuelva a la posición normal de sentado y repita la postura con la pierna derecha estirada hacia fuera.

Postura del Guerrero Inverso (Viparita Virabhadrasana)

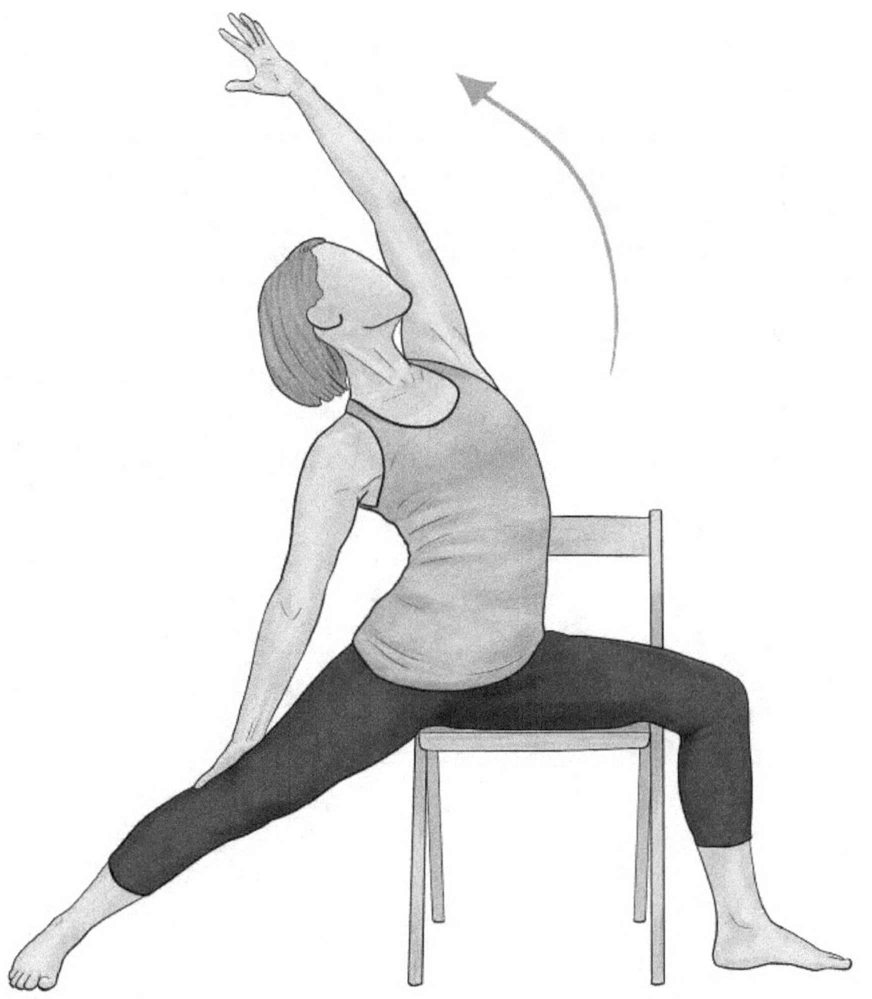

Postura del guerrero inverso

En esta postura, su silla sólo sostendrá un muslo, pero no se preocupe. Sus piernas tendrán suficiente apoyo para sostener el resto de su cuerpo.

- Se centra en los lados del núcleo
- Abre los pulmones para permitir una respiración libre
- Aumenta la fuerza de las piernas

- Mejora la movilidad de la cadera

- Mejora la flexibilidad

- Estira la cara interna de los muslos

Instrucciones:

1. Siéntese de lado en su silla, mirando hacia la izquierda con los pies apoyados en el suelo.

2. Ponga la pierna derecha en el lado derecho de la silla y muévase un poco fuera del asiento para que el glúteo derecho quede fuera de él.

3. Estire la pierna derecha todo lo que pueda sin levantar el pie izquierdo.

4. Levante los brazos a los lados, paralelos al suelo.

5. Inclínese hacia su pierna derecha de forma que su mano derecha la toque y su brazo izquierdo esté recto hacia arriba.

6. Mantenga la posición todo el tiempo que pueda y luego cambie de lado.

Postura del árbol (Vrikshasana)

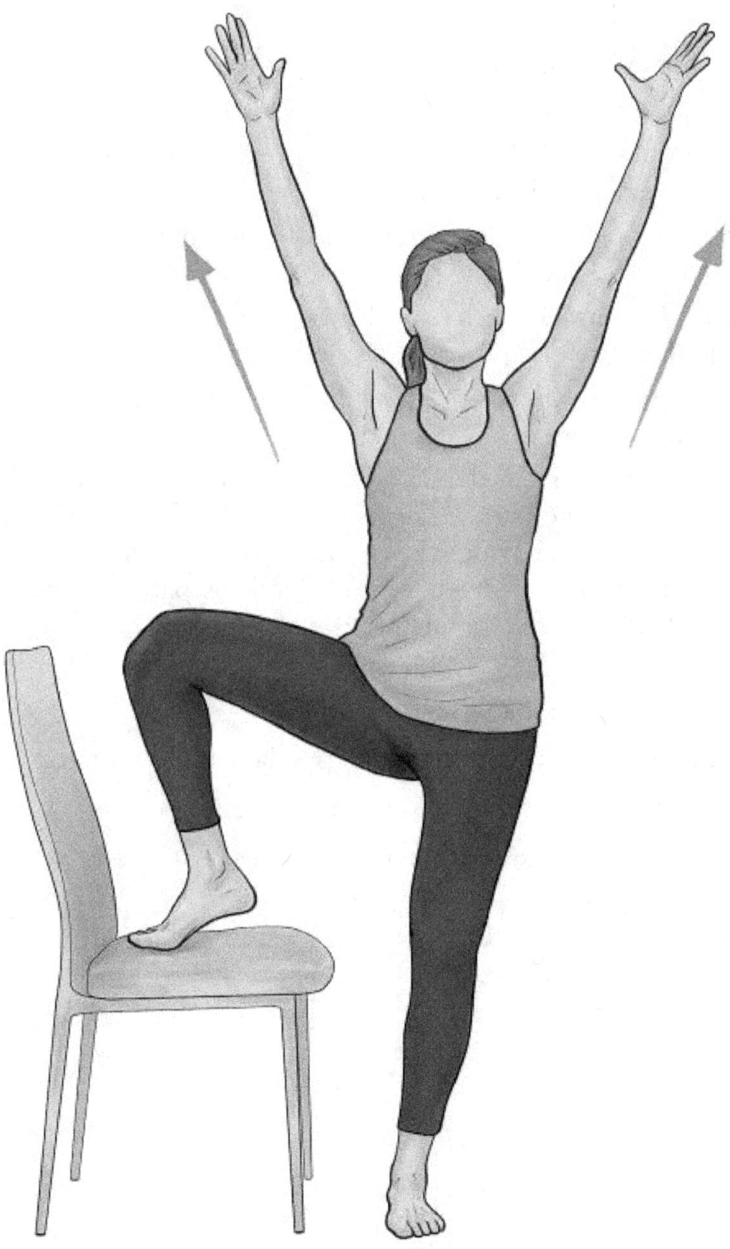

Postura de árbol

Se trata de una postura muy avanzada en la que utilizará la silla sólo como apoyo (será más un refuerzo para mantener el equilibrio).

- Fortalece el núcleo y la parte inferior del cuerpo
- Mejora la postura
- Mejora el equilibrio

Instrucciones:

1. Colóquese al lado de su silla, con la pierna derecha cerca del borde exterior del asiento.
2. Suba la pierna derecha para apoyar los dedos de los pies en el asiento. No la coloque plana.
3. Gire la pierna derecha sin mover el resto del cuerpo para que su rodilla toque el reposacabezas de la silla.
4. Levante los brazos y mantenga la posición el mayor tiempo posible.

Estos ejercicios no son demasiado difíciles (excepto probablemente el último), especialmente para mejorar la estabilidad del núcleo y la postura. También son muy fáciles de incorporar a su rutina diaria. Asegúrese de dedicar una hora cada mañana a estos ejercicios para disfrutar de un día sano y sin estrés. Para reiterar algunos de sus numerosos beneficios a largo plazo:

- Aporta estabilidad a su cuerpo
- Mejora la movilidad para que pueda realizar sus tareas diarias
- Aumenta el equilibrio para evitar caídas
- Favorece la digestión y la circulación sanguínea
- Aumenta el bienestar mental

Capítulo 6: Equilibrar mente y cuerpo: Técnicas de atención plena y respiración

"Porque el aliento es vida, y si respiras bien, vivirás mucho tiempo en la tierra". - Proverbio sánscrito

¿Sabía que el ser humano medio realiza entre 17.000 y 30.000 respiraciones diarias? Respirar es esencial para mantenerse con vida, y la mayoría de la gente lo hace sin pensar ni prestar atención a sus otros beneficios. La función física de la respiración es permitir que el oxígeno entre en los pulmones y luego expulsarlo en forma de dióxido de carbono. Este procedimiento permite al cuerpo humano seguir funcionando en el mundo físico, pero ¿es ése el único beneficio de la respiración? En absoluto.

Atención plena

Se cree que la atención plena tiene su origen en el budismo; sin embargo, si observa detenidamente casi todas las religiones, descubrirá que la mayoría de ellas integran una forma de oración bastante similar a la meditación y la atención plena. Estas religiones tratan de desviar su atención de cualquier distracción hacia la apreciación del aquí y el ahora, adquiriendo una perspectiva más amplia.

En pocas palabras, la atención plena es el acto de prestar atención a lo que está haciendo. Significa estar presente en el momento actual y observar lo que le rodea y lo que ocurre con intención deliberada y sin juzgar.

La atención plena no sólo se ejercita con la respiración, sino que a menudo se combina con otras actividades en las que nos olvidamos de fijarnos en nuestra vida cotidiana, como comer, movernos, escuchar, tocar y otros actos relacionados con las sensaciones.

Respiración consciente

La respiración en el yoga es como el sol y el agua para las plantas. Es esencial e insustituible. El control de la respiración (o Pranayama) es el 4º de los 8 miembros del yoga. Aunque se utiliza sobre todo en sincronía con las posturas de yoga y los movimientos cronometrados específicos, también se emplea en la meditación estacionaria y en las prácticas de atención plena.

La respiración consciente es una piedra angular del yoga en silla y de muchas otras cosas, como controlar el estrés y la ansiedad y aprender a meditar.

Consiste esencialmente en ordenar a su mente que sea consciente de cada inhalación y exhalación y que se centre en el viaje que realiza el aire al pasar de un órgano a otro. Al hacerlo, deja a un lado todas las preocupaciones mundanas y permite que su mente entre por las puertas de la paz interior.

La clave está en fijarse en cómo se mueve orgánicamente su respiración sin intentar forzar una respiración más lenta ni cambiarla de ninguna manera.

A medida que siga observando cómo respira, notará que la respiración se ralentiza por sí sola. En ese momento, tendrá el control de la duración de la respiración y de lo grande que es, dependiendo del ejercicio que esté intentando realizar. La gente utiliza estas técnicas para dormir, meditar, calmarse, hacer yoga o incluso a veces para la hipnosis.

Beneficios de la atención plena y la respiración consciente

Los beneficios de estos ejercicios varían de una persona a otra, dependiendo de las necesidades individuales. Algunas personas pueden utilizar estas técnicas como una forma de controlar mejor su estado emocional y mental.

Otros la utilizan como terapia para la ansiedad, los trastornos alimentarios, el TOC (Trastorno Obsesivo Compulsivo) o el TEPT (Trastorno de Estrés Postraumático). Es una forma útil de regular sus emociones y controlar sus reacciones en situaciones tensas.

Puede ayudar a aliviar el dolor físico en algunas situaciones al alejar su mente de los pensamientos negativos que pueden aumentar su malestar. También puede ayudar a agudizar su concentración al mejorar la red responsable de la atención en el cerebro.

Le da una idea de cómo se siente el cuerpo cuando experimenta diferentes emociones. Estas emociones pueden ser alegría, ira, tristeza o estrés, y le da las herramientas para aliviar cualquier sensación incómoda que venga con estas emociones.

Puede utilizarse para reducir otros síntomas físicos, como la hipertensión y los problemas respiratorios. Muchas otras personas lo utilizan simplemente para mejorar su estado de ánimo y levantar el ánimo.

Algunos estudios sugieren que la atención plena y la respiración consciente pueden ayudar a tratar o mejorar las afecciones de enfermedades cardiacas, trastornos del sueño y enfermedades gastrointestinales.

Utilizar estas técnicas le ayuda a conseguir una mejor calidad de vida. Le permiten afrontar de frente cualquier disgusto o desafío. También le ayudan a estar más presente en sus actividades y a dejar de lado cualquier preocupación por el futuro o los remordimientos del pasado. Le permiten conectar profundamente con los demás y liberarse de cualquier pensamiento que le distraiga.

Técnicas de atención plena y respiración

Estas técnicas pueden utilizarse mientras realiza las diferentes posturas de yoga en silla o antes y después de los ejercicios. No se sienta obligado a hacerlas en un momento preestablecido: cuando sienta la necesidad, sumérjase en ellas.

Técnica de respiración 4-7-8

Una técnica que los yoguis y los practicantes de meditación han probado muchas veces es la práctica 4-7-8. La técnica es bastante fácil de seguir.

1. Búsquese una silla cómoda y siéntese erguido.
2. Exhale profundamente para dejar salir todo el aire de sus pulmones.
3. Respire profundamente por la nariz durante cuatro segundos.
4. Mantenga la respiración durante siete segundos.

5. Exhale por la boca durante ocho segundos.

6. Repita el ejercicio tantas veces como considere necesario. Algunas personas prefieren hacerlo durante un número determinado de rondas, mientras que otras lo hacen de cinco a diez minutos diarios. Puede utilizar la técnica a lo largo de su práctica diaria de yoga en silla mientras adopta las distintas posturas.

Técnica de respiración profunda

La respiración profunda también se conoce como respiración diafragmática o abdominal. Este tipo de ejercicio se utiliza habitualmente en terapia y de forma individual para reducir los signos de estrés y ansiedad, junto con otros problemas de salud mental. También ayuda con la falta de aire al permitirle tomar bocanadas de aire más profundas y completas.

Como implican sus otros nombres, la clave está en enfocar la respiración desde el estómago, no desde el pecho.

1. Siéntese erguido en una silla cómoda y relájese en la posición en la que se encuentra.

2. Mueva la mano y colóquela sobre su estómago.

3. Comience a inspirar lentamente contando hasta tres segundos y permítase sentir cómo la mano se eleva con la inspiración.

4. Espere un pequeño compás, y luego exhale el aire durante otra cuenta de tres segundos, observando como su mano se hunde con la exhalación.

5. Repita el ejercicio entre uno y diez minutos cada día, e intente tomar nota de cómo se siente al final del ejercicio.

Puede agitar las cosas colocando la mano sobre o cerca de la zona del cuerpo donde sienta más la respiración. Puede ser la nariz o el pecho como alternativa al vientre. Hacer esto le permite centrarse en el ancla donde siente más la respiración.

Meditación para tomar conciencia de la respiración

Este ejercicio combina tres prácticas en una: atención plena, meditación y respiración consciente. Si lo añade al yoga en silla, tendrá el premio gordo.

1. Busque una zona tranquila y relájese en una silla o un cojín.

2. Puede cerrar los ojos o concentrarse en algo que esté dentro de su línea de visión.

3. Concéntrese en las respiraciones que está realizando. No intente controlar, contar o cronometrar sus respiraciones, simplemente deje que fluyan de forma natural y sea consciente de ellas sin juzgarlas.

4. Si algún pensamiento se inmiscuye durante su observación, no se frustre. Reconozca el pensamiento y déjelo pasar.

5. Ponga un cronómetro antes de comenzar el ejercicio para no estar preocupado por el tiempo que le queda a la meditación en contraposición a la respiración.

6. Si es la primera vez que lo intenta, vaya por periodos de tiempo más cortos, como cinco minutos, y aumente gradualmente a medida que se acostumbre a realizar el ejercicio con más frecuencia.

Técnica de respiración con globo

Esta práctica también se conoce como inflar el globo o respiración visualizada. En este ejercicio, tendrá que aprovechar un poco el poder de su imaginación.

1. Busque una posición cómoda en una silla o un cojín y cierre los ojos.

2. Comience a inhalar profundamente por la nariz y a exhalar lentamente por la boca.

3. Mientras inhala, imagine que su abdomen se infla lentamente como si estuviera llenando un globo de aire.

4. Con la espiración, imagine que el aire sale de su boca como si escapara lentamente del globo que acaba de llenar.

5. No fuerce la entrada ni la salida del aire, deje que fluya y escape a su debido tiempo.

6. Mientras continúa con el ejercicio, imagine el globo de su color o diseño favorito y que con cada inhalación se eleva más alto en el cielo.

Este tipo de visualización tranquiliza la mente y le ayuda a relajarse más durante el ejercicio.

El objetivo es enseñarle a respirar profundamente desde el diafragma, aliviando cualquier tensión que pueda sentir.

Técnica de respiración de fosas nasales alternas

Esta técnica se utiliza a veces antes de empezar un ejercicio, ya sea yoga en silla o meditación, o puede hacerse de forma aislada.

1. Busque una posición cómoda para sentarse con la espalda recta.

2. Apoye la mano izquierda en el regazo y levante la derecha hacia la cara.

3. Coloque los dedos índice y corazón en el centro de la frente, cierre los ojos y respire hondo: inhale por la nariz y exhale por la boca.

4. Presione con el pulgar derecho la fosa nasal derecha para cerrarla.

5. Inspire por la fosa nasal izquierda.

6. Presione con el dedo anular la fosa nasal izquierda y contenga la respiración con ambas fosas nasales cerradas.

7. Suelte el pulgar de la fosa nasal derecha y exhale.

8. Repita la misma práctica en el otro lado.

9. Puede practicar esta técnica durante un número determinado de veces o hasta que se haya calmado.

Técnica de exploración corporal consciente

¿Se ha sentido alguna vez como si estuviera viviendo una experiencia extracorporal? ¿Como si tuviera poco control sobre sus extremidades y que sus acciones se volvieran más bien mecánicas?

Este ejercicio le ayuda a recuperar la conciencia de su cuerpo, sincronizando su mente y su ser físico.

1. Busque una posición cómoda en una silla o cojín y cierre los ojos.

2. Empiece por hacer respiraciones intencionadas, lentas y tranquilizadoras: inhale por la nariz y exhale por la boca. No fuerce la respiración, déjela fluir de forma natural por su cuerpo y tome nota de su recorrido y de cómo se siente.

3. Ahora, lleve su conciencia a su cuerpo. Empiece por abajo con los pies. Fíjese en cómo se sienten, por ejemplo, si hay tirantez en los dedos o en los talones o si siente pesadez. Puede que no tenga ninguna sensación en esa zona. Tome nota de lo que siente y pase a la siguiente parte.

4. Suba por su cuerpo a través de las pantorrillas y las rodillas. Sienta si hay algún tipo de tensión en esa zona. Permítase pasar algún tiempo en esa zona, sintiendo y reconociendo la sensación

mientras mantiene la respiración tranquila.

5. Siga subiendo por el cuerpo hasta los muslos y repita el proceso de nuevo todo el tiempo que necesite.

6. Suba hasta la zona pélvica y el estómago. Sienta cómo se mueve la respiración en esta zona y note si hay alguna dificultad para mantener inhalaciones profundas. Tómese su tiempo para calmar la respiración y note si hay algún dolor en la zona.

7. Repita el procedimiento en sus brazos, hombros y espalda, liberando cualquier tensión en la zona y simplemente notando las sensaciones allí. Tal vez sienta un picor o una sensación de hormigueo. Tome nota del movimiento de los hombros con cada respiración.

8. Suba hasta el cuello y la cara. Relaje la mandíbula si está apretando los dientes. Fíjese en cómo se siente la frente: si tiene el ceño un poco fruncido, relaje las líneas del entrecejo. Tome nota de cualquier dolor o tirantez en la parte superior de la cabeza.

9. Cuando termine, haga un escáner corporal completo, notando cómo se siente en general, cómo se acomoda en el cojín y la sensación de estar sentado.

10. Traslade su conciencia al espacio circundante y fíjese en los sonidos, olores u objetos que toquen sus manos.

11. Respire tranquilamente unas cuantas veces más, luego abra lentamente los ojos y vuelva a la habitación en la que se encuentra.

Si lo desea, puede realizar el ejercicio a la inversa, de la cabeza a los pies.

Atención plena a través de los sentidos

1. Se trata de una técnica muy eficaz para aliviar el estrés o cuando demasiados pensamientos bombardean su cabeza.

2. Búsquese una habitación tranquila y una silla o cojín cómodos, y siéntese erguido.

3. Empiece respirando profundamente unas cuantas veces para centrar su mente.

4. Ahora, empiece escuchando los sonidos de su entorno. ¿Oye el piar de los pájaros, el claxon de los coches, el crujido de la hierba, gente hablando o nada? Tome nota de los sonidos que le rodean sin juzgarlos ni intentar comprender su origen, simplemente sea

consciente de ellos.

5. Acérquese a su vista y fíjese en lo que ve a su alrededor. ¿De qué colores son las paredes? Si está en el exterior, ¿cómo es el cielo? ¿Hay muchas nubes o ninguna? ¿Hay objetos esparcidos por la habitación en la que se encuentra? Fíjese en lo que le rodea y anótelo sin juzgar ni planear ninguna acción en función de lo que ve.

6. Pase a lo que está tocando. ¿Cómo se siente el cojín en el que está sentado? ¿Tiene la mano en el suelo o en el regazo? ¿Está tocando alguna tela? Si es así, ¿cómo se siente: suave o áspera? ¿Hay corrientes de aire en el lugar donde se encuentra? ¿Siente el aire frío o caliente en la cara?

7. A continuación, intente ver si puede oler algo. ¿Hay comida cocinándose en la cocina que pueda oler? ¿Hay alguna planta a su alrededor con aroma? ¿Puede oler la hierba si está en el exterior? ¿O simplemente no hay ningún olor distinguible?

8. Mientras realiza el ejercicio, tome nota de su respiración y de cómo fluye por su cuerpo.

Integrar la atención plena y la respiración consciente en el yoga en silla

Tanto si va a utilizar los ejercicios anteriores mientras practica yoga en silla como si lo hace por separado, seguro que cosechará los beneficios a nivel mental, emocional y físico.

Coordinar los movimientos con la respiración puede parecer complicado al principio, sobre todo si sigue a un instructor. Puede que descubra que exhala mientras ellos inhalan o que no está sincronizado. En ese caso, limítese a continuar la secuencia respiratoria a un ritmo cómodo. Con el tiempo, aprenderá a sincronizar el movimiento con la respiración adecuada.

Existen unas cuantas formas conocidas de utilizar la respiración durante el yoga en silla, cada una con un beneficio único.

Respiración Ujjayi

Se trata de una técnica respiratoria utilizada principalmente para equilibrar y calmar el cuerpo. Este método se conoce como la respiración victoriosa o del océano.

Sólo tiene que sentarse recto e inspirar larga y profundamente por la nariz. Durante la exhalación lenta, abra la boca y emita un sonido "ha". Repita el proceso unas cuantas veces más, empezando por cinco minutos y aumentando gradualmente.

Kapalbhati

Este método ayuda a limpiar el sistema. Este método es bastante similar a la técnica de respiración diafragmática. Siéntese recto en una silla y coloque las manos sobre las rodillas. Inspire profundamente y, al exhalar, meta el estómago todo lo que pueda como si intentara tocarlo con la columna vertebral.

Podrá sentir cómo se contraen los músculos del abdomen mientras lo hace. Después de soltar la respiración, ésta viajará de nuevo a través de su pecho, llegando a sus pulmones. Repita 20 veces para completar una sola ronda.

Kumbhaka

Esta práctica se centra en aumentar la capacidad de los pulmones. Es una combinación tanto de la respiración de cuenta como de la respiración con fosas nasales alternas.

En este método, usted sigue una proporción 1-1-2. Esto significa que inhala durante un número determinado de segundos, aguanta la respiración durante la misma cantidad de segundos y luego suelta el aire en el doble de segundos. Por ejemplo, inhale durante cuatro segundos, aguante la respiración mientras cierra las fosas nasales durante cuatro segundos y exhale por ambas fosas nasales durante ocho segundos. Puede repetir el ejercicio durante 10 o 15 minutos.

Respiración con la fosa nasal alterna

Este método se utiliza para inducir una sensación de relajación. Sólo tiene que seguir los pasos mencionados en la sección anterior.

Bhastrika

Se trata de una técnica respiratoria para aumentar su energía. Empiece por sentarse erguido en una posición cómoda. Cierre los puños, cruzando los brazos y acercándolos a los hombros. A continuación, respire profundamente, levante las manos y abra los puños. Suelte el aire mientras vuelve a bajar los brazos y cierra de nuevo los puños cerca de los hombros. Repítalo 20 veces antes de relajar las manos sobre las rodillas. Si se siente cómodo haciéndolo, puede continuar otras dos rondas.

Viloma

Viloma se centra en la respiración completa. Comience inhalando sólo para llenar un tercio de sus pulmones. Haga una pausa y contenga la respiración. Inhale de nuevo para llenar ⅔ de sus pulmones y haga otra pausa. Haga una tercera inhalación para llenar el resto de los pulmones y luego suelte todo el aliento en una exhalación constante y tranquila.

Sithali

Se utiliza para calmar el cuerpo. Para prepararse, siéntese erguido, respire varias veces por la boca y exhale por la nariz. Curve los lados de la lengua hacia el centro. Verá que su lengua ha formado un tubo. Ahora inhale a través del tubo (forma de lengua), baje la barbilla hacia el pecho y aguante la respiración contando de seis a ocho segundos. Vuelva a levantar la barbilla, retire la lengua, cierre la boca y exhale la respiración por la nariz. Repítalo tantas veces como necesite para calmar su cuerpo.

Aprender estas técnicas no sólo le beneficia para ser un mejor practicante de yoga en silla. Está demostrado que estos métodos tienen un impacto positivo en la salud general de su cuerpo y su mente. A medida que continúe practicando la respiración y la atención plena, ya sea en combinación con el yoga o de otro modo, descubrirá un aumento del control sobre sus emociones, su bienestar físico y su estado de ánimo.

Capítulo 7: Yoga en silla para la flexibilidad: Estiramientos y amplitud de movimiento

En este capítulo, se le presentarán los ejercicios de estiramiento y de amplitud de movimiento. Quizá se pregunte por qué son necesarios estos ejercicios de estiramiento y flexibilidad. Pues bien, estos ejercicios están diseñados para mantener su cuerpo flexible y ágil, especialmente a medida que abraza con gracia los años dorados de su vida.

Al igual que un instrumento necesita afinarse para tocar su mejor melodía, en la sinfonía de la vida, la flexibilidad es la clave de unos movimientos armoniosos, que le permitan estirarse, doblarse y girar con facilidad. Estos ejercicios pueden convertirse en una práctica suave pero poderosa para mantener ese rebote juvenil en su paso.

A medida que avanza el tiempo, el cuerpo de todos pasa factura en forma de huesos y músculos débiles y movilidad limitada. Por eso se recomienda incluir una mezcla de ejercicios de yoga en silla para mejorar la forma física y el bienestar general. Tanto si se trata del simple acto de coger un libro de una estantería como de la maniobra más compleja de girarse para comprobar su ángulo muerto mientras conduce, una amplitud de movimiento y una flexibilidad saludables le garantizan realizar estas tareas y muchas más similares con gracia y confianza.

Ejercicios para la flexibilidad

Círculos con los hombros

Instrucciones:

1. Siéntese con la columna erguida, dejando que los hombros descansen en una posición natural.

2. Inhale profundamente mientras levanta los hombros hacia las orejas, involucrando los músculos posteriores de los hombros.

3. Exhale lentamente, combinado con un movimiento de balanceo controlado de los hombros hacia atrás y hacia abajo de forma circular.

4. Realice 10 círculos con los hombros en una dirección con transiciones suaves, luego cambie a la dirección opuesta.

Variación: También puede realizar los círculos con los hombros individualmente utilizando cada hombro.

Progresión: A medida que sus hombros se vayan acostumbrando al movimiento, incorpore objetos ligeros o pequeñas pesas para introducir una resistencia suave y mejorar la fuerza y la flexibilidad de los hombros.

Áreas a las que se dirige: En este ejercicio se utilizan los músculos de los hombros, la parte superior de la espalda y los trapecios, lo que favorece la mejora de la movilidad y la relajación de estas zonas.

Flexión hacia delante sentado

Instrucciones:

1. Comience sentándose en el borde de la silla con los pies separados a la anchura de las caderas, asegurándose una base firme y estable.

2. Inhale profundamente, extendiendo la columna e involucrando los músculos centrales.

3. Al exhalar, inicie una suave bisagra hacia delante en las caderas, acercándose a los dedos de los pies mientras mantiene una ligera flexión en las rodillas.

4. Mantenga la flexión hacia delante de 20 a 30 segundos, permitiendo que los músculos de la parte baja de la espalda y los isquiotibiales liberen tensión gradualmente.

5. Inhale de nuevo y vuelva lentamente a la posición erguida y sentada con un movimiento suave y controlado.

Variación: Modifique la profundidad de la flexión hacia delante en función de su nivel de comodidad. Sin embargo, evite poner tensión, ya que puede provocar una lesión.

Progresión: Con el tiempo, trabaje para aumentar la profundidad de su flexión hacia delante, extendiendo gradualmente su alcance hacia los dedos de los pies para un mayor estiramiento.

Zonas a las que se dirige: Este ejercicio se dirige principalmente a la zona lumbar, los isquiotibiales y las pantorrillas, fomentando la flexibilidad en estas regiones.

Estiramiento Gato-Vaca en posición sentada

Instrucciones:

1. Siéntese erguido en su silla con las manos apoyadas en las rodillas mientras permanece estable.

2. Inhale profundamente, arqueando la espalda y levantando el pecho hacia el techo, formando la posición de la vaca.

3. Exhale lentamente, redondeando la columna y metiendo la barbilla hacia el pecho, pasando a la posición del gato.

4. Cambie sin interrupción entre estas dos posiciones durante un minuto, sincronizando su respiración con el movimiento.

Variación: Personalice la amplitud de movimiento en función de su comodidad, de modo que pueda alternar entre el arqueamiento y el redondeo de la columna vertebral.

Progresión: A medida que se sienta más cómodo realizando este ejercicio, céntrese en aumentar la fluidez de los movimientos, creando un flujo continuo y sin fisuras entre las posiciones de gato y vaca.

Áreas a las que se dirige: El estiramiento de la vaca-gato sentada compromete la columna vertebral, los músculos de la espalda y el núcleo para mejorar la flexibilidad y la movilidad en estas zonas.

Círculos con los tobillos

Instrucciones:

1. Comience en posición sentada con los pies apoyados en el suelo y una postura estable.

2. Levante un pie del suelo e inicie suaves movimientos circulares con el tobillo, primero en el sentido de las agujas del reloj y luego en sentido contrario.

3. Puede realizar estos círculos con el tobillo durante 10 o 30 segundos antes de cambiar al otro pie.

Variación: Extienda y flexione los dedos de los pies durante los círculos del tobillo para implicar diferentes músculos de la articulación del tobillo.

Progresión: Aumente gradualmente el tamaño de los círculos del tobillo con el tiempo para fomentar la flexibilidad y la movilidad de los tobillos.

Áreas a las que se dirige: Los círculos con el tobillo se dirigen principalmente a la articulación del tobillo, la parte inferior de las piernas y los músculos de la pantorrilla.

Estiramiento lateral sentado

Instrucciones:

1. Siéntese con los pies bien separados, estableciendo una base estable en su silla.

2. Inhale profundamente, extendiendo los brazos por encima de la cabeza, e inicie una flexión lateral hacia un lado, estirando los brazos hacia el suelo.

3. Mantenga el estiramiento de 15 a 30 segundos, sintiendo una suave elongación a lo largo del costado de su cuerpo.

4. Vuelva a la posición erguida y repita el estiramiento en el lado opuesto.

Variación: Ajuste la intensidad del estiramiento utilizando la silla como apoyo adicional o llegando ligeramente más alto durante la flexión lateral.

Progresión: Profundice gradualmente el estiramiento a lo largo del tiempo para permitir que su cuerpo se adapte y adopte una mayor amplitud de movimiento.

Áreas a las que se dirige: El estiramiento lateral sentado beneficia al cuerpo lateral, los oblicuos y los hombros, mejorando la movilidad lateral.

Elevación de piernas sentado

Instrucciones:

1. Comience por sentarse recto y colocar los pies a nivel del suelo.

2. Levante una pierna del suelo, extendiéndola delante de usted mientras la mantiene recta.

3. Mantenga la posición extendida un momento antes de volver a bajar la pierna.

4. Repita este movimiento hasta un total de 10 repeticiones con cada pierna.

Variación: Para una opción más avanzada, levante ambas piernas simultáneamente, involucrando sus músculos centrales para la estabilidad.

Progresión: Aumente el número de repeticiones y eleve gradualmente las piernas a mayor altura a medida que mejore su fuerza y flexibilidad.

Áreas a las que se dirige: El núcleo, los flexores de la cadera y los cuádriceps se activan con este estiramiento.

Estiramientos de muñeca y mano

Instrucciones:

1. Extienda el brazo derecho delante de usted con la palma hacia abajo, creando una línea recta desde la punta de los dedos hasta el codo.

2. Presione suavemente la parte superior de la mano derecha con la mano izquierda, creando un estiramiento a lo largo de la parte superior de la muñeca y el antebrazo.

3. Mantenga este estiramiento durante 15 segundos antes de cambiar a la otra mano y repetir el movimiento.

Variación: Explore diferentes posiciones de las manos y ángulos de estiramiento, como presionar los dedos hacia un lado o doblar suavemente la muñeca en diferentes direcciones.

Progresión: Aplique gradualmente más presión durante los estiramientos para favorecer la flexibilidad y la movilidad de las muñecas y las manos.

Áreas a las que se dirige: La atención se centra en las muñecas, los antebrazos y los músculos de la mano.

Torsión en posición sentada

Instrucciones:

1. Siéntese erguido con los pies apoyados en el suelo.

2. Inhale profundamente mientras extiende la columna e inicie un suave giro hacia la derecha.

3. Agárrese al respaldo de la silla con la mano derecha y coloque la mano izquierda en la parte externa del muslo derecho, profundizando el giro.

4. Tras mantener esta postura de torsión durante 20 segundos, vuelva al centro y repita el giro en el lado izquierdo.

Variación: Para mayor apoyo, coloque una almohada entre los muslos, que le proporcionará estabilidad durante el giro.

Progresión: Profundice gradualmente la torsión con el tiempo, involucrando sus músculos del núcleo para un apoyo y control adicionales.

Áreas a las que se dirige: Los músculos de la columna vertebral, los oblicuos y la zona lumbar se trabajan en este ejercicio de estiramiento.

Elevaciones laterales de pierna en posición sentada

Instrucciones:

1. Siéntese erguido con los pies apoyados en el suelo y mantenga una postura estable.

2. Levante una pierna hacia un lado, manteniéndola recta y haciendo trabajar los abductores de la cadera.

3. Mantenga la pierna elevada durante unos segundos, sintiendo la activación en la parte externa del muslo y los glúteos.

4. Baje la pierna y repita la elevación lateral de pierna en el otro lado.

Variación: Puede incorporar pesas en los tobillos para aumentar la resistencia e intensificar el compromiso de los músculos externos de los muslos.

Progresión: Aumente gradualmente el número de repeticiones, centrándose en mantener los movimientos controlados y en desarrollar fuerza en los abductores de la cadera.

Áreas a las que se dirige: Active los abductores de la cadera, la parte externa de los muslos y los glúteos con este ejercicio de yoga en silla que aumenta la fuerza y la flexibilidad.

Apertura de pecho en posición sentada

Instrucciones:

1. Siéntese con la espalda recta, entrelace los dedos detrás de usted y abra el pecho, involucrando los músculos pectorales.

2. Levante ligeramente los brazos, sintiendo un estiramiento en el pecho y en la parte delantera de los hombros.

3. Mantenga la apertura del pecho durante 15 a 30 segundos, manteniendo el pecho abierto y expandido.

Variación: Si alcanzar las manos por detrás le resulta difícil, utilice una correa o un cinturón para unir las manos, trabajando gradualmente hacia una mayor flexibilidad.

Progresión: Acerque lentamente las manos con el tiempo, profundizando el estiramiento a lo largo del pecho y los hombros.

Áreas a las que se dirige: Los músculos del pecho, los pectorales y los hombros se utilizan en la apertura de pecho en posición sentada con el objetivo final de mejorar la flexibilidad y la apertura del pecho.

Rodillas elevadas en asiento

Instrucciones:

1. Siéntese erguido con los pies apoyados en el suelo, asegurando una postura estable y con los pies en el suelo.

2. Levante una rodilla hacia el pecho, haciendo trabajar el núcleo y los flexores de la cadera.

3. Mantenga la rodilla levantada un momento antes de bajarla de nuevo al suelo.

4. Repita el ejercicio de rodillas altas en el otro lado, manteniendo los movimientos controlados.

Variación: Para un movimiento más dinámico, levante ambas rodillas simultáneamente, implicando el núcleo y los flexores de la cadera más intensamente.

Progresión: Aumente la velocidad del ejercicio de rodillas elevadas manteniendo el control, desafiando aún más el núcleo y mejorando la flexibilidad de los flexores de la cadera.

Áreas a las que se dirige: El ejercicio de rodillas elevadas en asiento compromete principalmente el núcleo, los flexores de la cadera y los músculos abdominales inferiores, contribuyendo a mejorar la fuerza y la flexibilidad en estas zonas.

Torsión de columna en posición sentada con extensión de brazos

Instrucciones:

1. Siéntese erguido con los pies apoyados en el suelo.

2. Inhale profundamente, alargando la columna, e inicie un giro suave hacia un lado, involucrando los oblicuos y los músculos de la columna.

3. Extienda el brazo contrario a lo largo del cuerpo, profundizando la torsión y sintiendo un estiramiento a lo largo de la columna vertebral.

4. Mantenga la posición retorcida durante 15 a 30 segundos antes de volver al centro y repetir el giro en el lado opuesto.

Variación: Utilice el respaldo de la silla como apoyo adicional durante el giro, lo que le permitirá estirarse con mayor comodidad.

Progresión: Profundice gradualmente el giro con el tiempo, llegando más lejos con cada repetición e involucrando el núcleo para mejorar la estabilidad.

Áreas a las que se dirige: Esta postura de estiramiento compromete los músculos de la columna vertebral, los oblicuos y la zona lumbar, contribuyendo a la movilidad rotacional.

Estiramiento de tobillo en posición sentada

Instrucciones:

1. Siéntese con los pies apoyados en el suelo, asegurando una postura estable y con los pies en la tierra.

2. Levante un pie del suelo, apuntando con los dedos hacia el suelo e involucrando los músculos alrededor del tobillo.

3. Mantenga el estiramiento del tobillo durante unos segundos, sintiendo un suave estiramiento en la articulación del tobillo.

4. Baje el pie y repita el estiramiento en el otro lado.

Variación: Explore variaciones flexionando y apuntando los dedos de los pies durante el estiramiento del tobillo, implicando diferentes músculos dentro de la articulación del tobillo.

Progresión: Aumente la duración del estiramiento del tobillo gradualmente con el tiempo, favoreciendo la mejora de la flexibilidad y la movilidad de los tobillos.

Áreas a las que se dirige: Se utilizan la articulación del tobillo, los músculos de la pantorrilla y el tendón de Aquiles, que son cruciales para mantener la amplitud de movimiento.

Rotación del tronco en asiento

Instrucciones:

1. Siéntese erguido con los pies apoyados en el suelo.

2. Cruce los brazos sobre el pecho, haciendo trabajar los músculos del núcleo.

3. Respire hondo y extienda la columna, iniciando una suave rotación hacia un lado mientras utiliza los oblicuos y los músculos de la columna.

4. Mantenga la posición de rotación durante 15 a 30 segundos antes de volver al centro y repetir la rotación en el lado opuesto.

Variación: Coloque una mano en la rodilla opuesta para mayor apoyo durante la rotación.

Progresión: Aumente gradualmente la amplitud de movimiento durante la rotación del tronco.

Áreas a las que se dirige: Sus músculos espinales, oblicuos y lumbares verán mejorada su flexibilidad rotacional con la rotación del tronco en posición sentada.

Estiramiento de pantorrilla en asiento

Instrucciones:

1. Siéntese con los pies apoyados en el suelo manteniendo una postura estable y con los pies en la tierra.

2. Extienda una pierna hacia delante y flexione el pie, sintiendo un estiramiento en el músculo de la pantorrilla.

3. Mantenga el estiramiento de la pantorrilla durante 15 a 30 segundos y luego cambie al otro pie.

Variación: Utilice una toalla o una correa alrededor del pie para ayudarse, tirando suavemente de los dedos hacia usted para aumentar el estiramiento. Sin embargo, evite tirar demasiado ya que puede provocar una distensión.

Áreas a las que se dirige: Los músculos de la pantorrilla, incluidos el gastrocnemio y el sóleo, intervienen en este estiramiento.

Flexión dorsal en asiento

Instrucciones:

1. Siéntese erguido con las manos apoyadas en la parte baja de la espalda, proporcionando apoyo a la columna vertebral.

2. Inhale profundamente, arquee la espalda suavemente y levante el pecho hacia el techo, activando los extensores de la columna y los músculos abdominales.

3. Mantenga la flexión hacia atrás de 15 a 30 segundos, manteniendo un estiramiento cómodo y controlado.

Variación: Apoye la espalda con un cojín o almohada para mayor comodidad durante la flexión dorsal para una extensión gradual.

Progresión: Aumente el arco de la espalda gradualmente con el tiempo.

Áreas a las que se dirige: Apoye los extensores de la columna vertebral, los músculos abdominales y el pecho con este ejercicio para mejorar la flexibilidad.

Apertura de caderas

Instrucciones:

1. Siéntese en el borde de la silla con los pies apoyados en el suelo.

2. Cruce el tobillo derecho sobre la rodilla izquierda, formando una figura de cuatro.

3. Presione suavemente la rodilla derecha para sentir un estiramiento en la parte externa de la cadera y los glúteos.

4. Mantenga este estiramiento durante unos 20 segundos.

5. Cambie de lado y repita.

Variación: Comience con un cruce de tobillo más pequeño para un estiramiento más suave, aumentando gradualmente con el tiempo.

Progresión: Aumente el cruce del tobillo para profundizar el estiramiento y mejorar la flexibilidad de la cadera.

Áreas a las que se dirige: Se centra en las caderas, la parte externa de los muslos y los glúteos.

Estiramiento de mariposa en asiento

Instrucciones:

1. Siéntese recto, juntando las plantas de los pies.
2. Sujete los pies con las manos, creando una forma de ala de mariposa con las piernas.
3. Presione suavemente las rodillas hacia el suelo para estirar la cara interna de los muslos.
4. Mantenga el estiramiento de 15 a 30 segundos, respirando cómodamente.

Variación: Utilice las manos para presionar suavemente las rodillas y conseguir un estiramiento más profundo en la cara interna de los muslos.

Zonas tratadas: Se centra en la cara interna de los muslos, la ingle y las articulaciones de la cadera.

Flexión lateral en asiento

Instrucciones:

1. Siéntese con los pies bien separados, manteniendo la estabilidad.
2. Extienda los brazos por encima de la cabeza e inclínese hacia un lado, alargando el costado de su cuerpo.
3. Mantenga la posición entre 15 y 30 segundos, sintiendo un suave estiramiento.
4. Vuelva a la posición erguida y repita en el lado opuesto.

Variación: Ajuste la anchura de su postura para mayor o menor intensidad.

Progresión: Trabaje hacia un estiramiento más profundo a medida que su cuerpo se adapta con el tiempo.

Áreas a las que se dirige: Beneficia los laterales del cuerpo, los oblicuos y los hombros y mejora la flexibilidad lateral.

Estiramiento de la rodilla al pecho

Instrucciones:

1. Siéntese erguido y abrace una rodilla hacia el pecho.
2. Mantenga la posición entre 15 y 30 segundos, sintiendo un suave estiramiento en la zona lumbar, las caderas y los glúteos.
3. Cambie de pierna y repita el estiramiento, manteniendo una respiración controlada.

Variación: Abrace una rodilla cada vez o lleve ambas rodillas para un estiramiento integral.

Progresión: Aumente gradualmente la duración para mejorar la flexibilidad.

Áreas a las que se dirige: Se centra principalmente en la zona lumbar, las caderas y los glúteos.

Estiramiento de cuádriceps en asiento

Instrucciones:

1. Siéntese con los pies planos, manteniendo la estabilidad.
2. Levante el pie derecho hacia los glúteos, sujetando el tobillo con la mano derecha.
3. Presione suavemente el pie hacia los glúteos.
4. Mantenga la posición de 15 a 30 segundos antes de repetir en el lado izquierdo.

Variante: Utilice una correa como ayuda, reduciendo gradualmente la confianza con el tiempo.

Progresión: Trabaje hacia un estiramiento más profundo a medida que mejora la flexibilidad de los cuádriceps.

Áreas a las que se dirige: Se centra en los cuádriceps, los flexores de la cadera y los muslos, mejorando la flexibilidad en estas zonas.

Cada uno de los ejercicios de estiramiento de yoga en silla que se mencionan aquí tiene como objetivo proporcionar una comprensión profunda de los movimientos, las variaciones, las progresiones y las zonas específicas a las que se dirigen. Recuerde abordar estos ejercicios con atención plena - escuchando a su cuerpo y disfrutando del proceso de mejora de su flexibilidad y bienestar a través del yoga en silla.

Aumentar la flexibilidad con el tiempo de forma segura

- Practique yoga en silla con regularidad, al menos dos o tres veces por semana.
- Comience con un calentamiento suave para preparar los músculos para el estiramiento.
- Preste atención a las señales de su cuerpo y evite forzar el dolor.
- Aumente la intensidad, la duración o la complejidad lentamente a lo largo de semanas o meses.
- Respiración: Incorpore una respiración profunda y rítmica para mejorar la relajación y la flexibilidad.
- Garantice una hidratación adecuada para favorecer la flexibilidad.

Adoptar la flexibilidad para mejorar la movilidad

Mejora de la amplitud de movimiento

Los estiramientos regulares de yoga en silla inducen suavemente a sus articulaciones y músculos a una mayor amplitud de movimiento. Esta mayor flexibilidad hace que su cuerpo se mueva con mayor libertad y comodidad, mitigando la rigidez.

Postura y alineación mejoradas

Incorporar estos estiramientos inspirados en el yoga a su rutina diaria contribuye a mejorar la postura al alargar y fortalecer grupos musculares clave. Esto, a su vez, alinea su cuerpo, reduciendo la tensión en la columna vertebral y promoviendo una postura más erguida y equilibrada.

Alivio del estrés y relajación

La naturaleza rítmica del yoga en silla fomenta la relajación, aliviando la tensión tanto de su cuerpo como de su mente. A medida que se estira, respira y se deja llevar, el estrés se disipa, provocando una sensación general de calma y bienestar.

Aumento de la circulación

Los estiramientos suaves facilitan una mejor circulación sanguínea, llevando nutrientes esenciales y oxígeno a sus músculos. Esto no sólo ayuda a la recuperación, sino que también favorece la salud del corazón y la vitalidad general.

Salud articular y reducción del dolor

Al mantener la flexibilidad, contribuye a la salud de las articulaciones, reduciendo el riesgo de rigidez y molestias. El yoga en silla constante también puede aliviar las dolencias crónicas, mejorando el confort general.

Equilibrio y prevención de caídas

A medida que mejora la flexibilidad, también lo hace su equilibrio. Los ejercicios de yoga en silla trabajan para estabilizar los músculos, reducir el riesgo de caídas y mejorar su capacidad para moverse con confianza en sus actividades cotidianas.

Conexión mente-cuerpo

La flexibilidad no es sólo física; es un estado mental. El yoga en silla fomenta una profunda conexión mente-cuerpo, promoviendo la atención plena y la autoconciencia. Esta conexión contribuye a una sensación general de armonía y bienestar.

En la búsqueda de la flexibilidad, recuerde que el progreso es un viaje, no un destino. Acepte estos estiramientos de yoga en silla con un sentido de curiosidad y amabilidad hacia su cuerpo. Los beneficios que cosechará se extienden mucho más allá de la silla, enriqueciendo su vida diaria con una movilidad recién descubierta, relajación y una profunda sensación de bienestar.

Capítulo 8: Prácticas reconstituyentes: Posturas suaves para la recuperación y la relajación

En el ajetreo de la vida cotidiana, encontrar momentos para la relajación y la recuperación es esencial para nuestro bienestar general. Las prácticas restaurativas, centradas en posturas y movimientos suaves, ofrecen un santuario a las personas que buscan un respiro del estrés, la fatiga o las exigencias de una actividad física rigurosa. Estas prácticas dan prioridad a un enfoque más lento y consciente del movimiento, permitiendo que tanto el cuerpo como la mente se relajen y rejuvenezcan.

Tanto si se está recuperando de entrenamientos intensos, gestionando las presiones de la vida diaria o simplemente reconociendo la necesidad de una pausa, incorporar posturas reparadoras a su rutina puede ser profundamente beneficioso. La naturaleza suave de estas posturas fomenta la relajación, mejora la flexibilidad y promueve una sensación de tranquilidad. Este capítulo introducirá las prácticas restaurativas, explorando posturas y movimientos suaves ideales para esos días de relajación o recuperación tan necesarios.

Yoga restaurativo en silla

En esta sección, descubrirá el poder calmante del yoga en silla, donde cada postura se convierte en una oportunidad para reconectar con su respiración, encontrar un movimiento suave y crear un espacio sereno para la relajación y la recuperación.

Postura de la montaña en silla

1. Siéntese cómodamente con la espalda recta y los pies apoyados en el suelo.
2. Coloque las manos sobre los muslos, con las palmas hacia abajo.
3. Inhale profundamente, permitiendo que su columna se alargue de forma natural.
4. Al exhalar, levante suavemente los brazos por encima de la cabeza, juntando las palmas.
5. Active los músculos centrales para conseguir estabilidad y mantenga la postura entre 30 segundos y un minuto, sintiendo un sutil estiramiento a lo largo de los costados y la extensión de la columna vertebral.
6. Recuerde respirar profundamente y mantener una postura relajada y cómoda.

Postura de la paloma en silla

1. Siéntese en el borde de la silla con la columna recta.
2. Cruce el tobillo derecho sobre la rodilla izquierda, flexionando el pie derecho.
3. Inclínese suavemente hacia delante, manteniendo la espalda recta.
4. Mantenga la posición entre 30 segundos y un minuto, sintiendo un estiramiento en la cadera derecha.
5. Cambie de lado y repita, moviéndose con soltura y respetando los límites de su cuerpo.

Torsión sentado en silla

1. Siéntese erguido con los pies apoyados en el suelo, manteniendo una postura cómoda.
2. Inhale profundamente y alargue la columna vertebral.
3. Exhale, gire hacia la derecha y coloque la mano izquierda en la rodilla derecha y la derecha en el respaldo para apoyarse.
4. Inhale para alargar, exhale para profundizar el giro suavemente.

5. Mantenga la posición durante 30 segundos, sintiendo una ligera liberación en la columna vertebral.

6. Cambie de lado con cuidado, moviéndose gradualmente.

Saludo al Sol en silla

1. Siéntese cómodamente con las manos en posición de oración.

2. Inhale y levante los brazos por encima de la cabeza.

3. Exhale y lleve las manos al centro del corazón.

4. Repita la operación durante uno o dos minutos, coordinando la respiración con el movimiento para favorecer un calentamiento suave y una relajación consciente.

Guerrero en silla

1. Comience por sentarse en el borde de la silla, asegurando una postura recta.

2. Extienda la pierna derecha recta hacia atrás, manteniendo los dedos de los pies en el suelo para mayor estabilidad.

3. Inhale mientras levanta ambos brazos por encima de la cabeza, con las palmas una frente a la otra.

4. Active su núcleo para mantener el equilibrio y mantenga la postura de 20 a 30 segundos.

5. Asegúrese de que respira de forma constante durante todo el proceso.

6. Suelte lentamente y cambie de lado, extendiendo la pierna izquierda.

Variación del Guerrero en silla

1. Similar al Guerrero en silla, pero con una variación en la colocación de la cadera.

2. Abra las caderas para mirar hacia un lado mientras mantiene la posición extendida de los brazos.

3. Extienda los brazos paralelos al suelo, con las palmas hacia abajo.

4. Mire por encima de la mano delantera.

5. Mantenga la postura de 20 a 30 segundos en cada lado.

6. Siga respirando profunda y uniformemente para aumentar el estiramiento.

Postura del árbol en silla

1. Con la espalda recta y los pies apoyados en el suelo, empiece en posición sentada.
2. Eleve el pie derecho y apóyelo cómodamente en la cara interna del muslo o la pantorrilla izquierda.
3. Mantenga el equilibrio y junte las palmas de las manos delante del pecho.
4. Enfoque su mirada en un punto fijo para conseguir estabilidad.
5. Mantenga la postura de 20 a 30 segundos.
6. Suelte suavemente y cambie de pierna.

Postura de la montaña sentado en silla (Tadasana)

1. Siéntese con la espalda recta y los pies apoyados en el suelo, separados a la anchura de las caderas.
2. Inhale profundamente, extendiendo los brazos por encima de la cabeza, con las palmas una frente a la otra.
3. Active su núcleo y eleve a través de la columna vertebral.
4. Mantenga la postura de 20 a 30 segundos, centrándose en un ritmo de respiración suave.
5. Sienta el estiramiento a lo largo de los costados de su cuerpo.

Postura del triángulo extendido en silla

1. Siéntese en el borde de la silla, separando bien las piernas.
2. Extienda la mano derecha hacia el pie derecho mientras mantiene la mano izquierda en la cadera.
3. Alargue la columna vertebral y gire suavemente.
4. Mantenga la postura de 20 a 30 segundos, sintiendo un suave estiramiento a lo largo del lado derecho.
5. Cambie de lado, manteniendo una respiración constante.

Flexión hacia delante sentado en silla (Paschimottanasana)

1. Siéntese con las piernas extendidas y los pies flexionados.
2. Inhale profundamente, alargando la columna vertebral.
3. Exhale, flexione las caderas y extienda los brazos hacia los dedos de los pies.
4. Mantenga la espalda plana y evite redondear la columna.
5. Aguante el estiramiento de 20 a 30 segundos, respirando en la parte posterior de las piernas.

Postura de la guirnalda en silla (Malasana)

1. Siéntese en el borde de la silla con los pies muy separados y las puntas de los pies apuntando ligeramente hacia fuera.
2. Junte las palmas de las manos a la altura del corazón, presionando los codos contra la cara interna de los muslos.
3. Mantenga una postura erguida, involucrando su núcleo.
4. Mantenga la postura de 20 a 30 segundos, sintiendo un estiramiento en la cara interna de los muslos y la ingle.
5. Respire de forma constante para aumentar la relajación.

Brazos de águila en silla

1. Siéntese erguido con la espalda recta.
2. Cruce el brazo derecho por debajo del izquierdo, juntando las palmas.
3. Levante los codos, sintiendo un estiramiento entre los omóplatos.
4. Mantenga la postura de 20 a 30 segundos, apretando suavemente entre los omóplatos.
5. Cambie de lado, cruzando el brazo izquierdo por debajo del derecho.

En el yoga restaurativo, los movimientos suaves y una respiración adecuada pueden liberar todo su potencial terapéutico. Las transiciones controladas y deliberadas entre posturas le permitirán mantenerse plenamente presente en cada momento, fomentando una profunda conexión mente-cuerpo.

Además, los movimientos suaves y controlados de estas prácticas restaurativas mejoran exponencialmente la movilidad y flexibilidad de las articulaciones, beneficiando a quienes buscan recuperarse o lidian con limitaciones físicas. Añada técnicas de respiración adecuadas (respiraciones profundas y diafragmáticas) a la mezcla, y su experiencia de yoga restaurativo seguramente le proporcionará recompensas beneficiosas para la salud. Coordinar la respiración con los movimientos del yoga asegura un flujo uniforme, realzando la fluidez de la práctica.

Las prácticas de yoga restaurativo combinadas con esta respiración consciente no sólo calman el sistema nervioso, sino que también reducen los niveles de cortisol, contrarrestando los efectos del estrés. Incorporar estas técnicas a su recuperación mantiene el cuerpo oxigenado, lo que ayuda en el proceso de recuperación. Estos elementos crean un santuario que favorece la liberación emocional, una mayor concentración y una profunda sensación de relajación y equilibrio. La unión consciente de movimientos suaves y respiración adecuada transforma el yoga restaurativo en una práctica holística y terapéutica, que nutre tanto los aspectos físicos como mentales del bienestar.

Beneficios del yoga restaurativo

Como ya sabe, el yoga reconstituyente es un tipo de yoga suave y terapéutico que se centra en la relajación, la respiración profunda y las posturas con apoyo para promover el bienestar físico, mental y emocional. He aquí los principales beneficios de añadir estas posturas de yoga restaurativo a su rutina de relajación y recuperación.

Alivio del estrés

Esta forma de yoga es una herramienta práctica para aliviar el estrés, ya que desencadena la respuesta de relajación del cuerpo. Activará el sistema nervioso parasimpático mediante movimientos lentos y deliberados y técnicas de respiración profunda, lo que contrarresta la respuesta del organismo al estrés. Esto reduce los niveles de cortisol (la hormona del estrés), lo que produce una profunda sensación de calma y relajación. Además, la práctica cultiva la atención plena, lo que le permite permanecer plenamente presente en el momento y desarrollar mecanismos de afrontamiento para gestionar el estrés con mayor eficacia.

Recuperación

En términos de recuperación, el yoga restaurativo ofrece métodos suaves pero eficaces para la sanación del cuerpo y la mente. Las posturas de apoyo y los estiramientos suaves liberan la tensión y la tirantez muscular, ayudando a la recuperación después del entrenamiento o la rehabilitación de una lesión. Mediante la relajación y la reducción de la inflamación, el yoga restaurativo mejora la circulación, facilitando la llegada de oxígeno y nutrientes a los tejidos y acelerando el proceso de sanación. No olvide que esta práctica también mejora la movilidad y la flexibilidad de las articulaciones, lo que la convierte en un complemento ideal de la fisioterapia y los programas de recuperación.

Bienestar general

Su bienestar general recibe un impulso, ya que aborda la interconexión del cuerpo, la mente y el espíritu. Al centrarse en la respiración profunda y diafragmática, ayuda a las personas a alcanzar la calma interior y la serenidad, lo que mejora la claridad mental y el equilibrio emocional. Su práctica regular se ha relacionado con una mejora de la calidad del sueño, ya que ayuda a regular el sistema nervioso y a aquietar la mente, proporcionándole un sueño más reparador y rejuvenecedor. Además, el yoga restaurativo fomenta la autoconciencia y el autocuidado para dar prioridad a la salud y cultivar la resistencia y la vitalidad interiores.

- Al reducir los niveles de estrés, el yoga restaurativo favorece la salud del corazón y disminuye el riesgo de problemas cardiovasculares como la hipertensión y las enfermedades cardiacas.

- El estrés crónico puede debilitar el sistema inmunológico, haciéndole más susceptible a las enfermedades. Los efectos reductores del estrés del yoga restaurativo refuerzan la función inmunológica, mejorando la capacidad del cuerpo para combatir las infecciones y mantener una salud óptima.

- La práctica del yoga restaurativo proporciona un espacio seguro para la expresión y la liberación emocional. Le permite conectar con su yo interior y procesar las emociones con atención.

- El yoga restaurativo anima a los practicantes a cultivar la atención plena tanto dentro como fuera de la esterilla. Al prestar atención al momento presente y practicar la conciencia sin prejuicios, se desarrolla una mayor claridad mental y un aprecio más profundo por las experiencias de la vida.

Integrar las prácticas restaurativas en su rutina

Para que la integración sea más fácil, aquí tiene algunos consejos que puede poner en práctica en su rutina diaria para obtener los mejores resultados.

La constancia es la clave: Procure realizar sesiones regulares, empezando por unos minutos y aumentando gradualmente la duración.

Escuche a su cuerpo: Modifique las posturas según sea necesario y evite forzarse hasta la incomodidad. Si evita la señal de incomodidad de su cuerpo y sigue presionando, puede provocar una distensión o una lesión muscular, lo que le hará retroceder varios días.

Transiciones conscientes: La mayoría de las prácticas de yoga hacen hincapié en mantener un flujo fluido mientras se realizan. Se recomienda moverse suavemente entre posturas, manteniendo la conciencia de la respiración y el cuerpo.

Empiece poco a poco y de forma gradual: Comience con sesiones más cortas y amplíe gradualmente la duración a medida que aumente su comodidad y familiaridad con la práctica. Incluso una sesión de 10 a 15 minutos puede ofrecer beneficios significativos.

Cree un entorno relajante: Ya sea un rincón acogedor de su salón o un rincón en el jardín, cree un espacio que fomente la relajación. Baje las luces, añada música relajante o incorpore aromaterapia para potenciar la atmósfera tranquilizadora.

Utilice accesorios y apoyo: Invierta en accesorios como bolsters, mantas y bloques para aumentar la comodidad y el apoyo durante las posturas. Estas herramientas le permiten entregarse plenamente a cada postura, profundizando la respuesta de relajación.

Beneficios holísticos

Alivio del estrés y relajación

La participación regular en prácticas restaurativas proporciona una vía importante para el alivio del estrés y la relajación, con un profundo impacto en el cuerpo y la mente. Como ya se ha mencionado, uno de los mecanismos clave reside en la regulación del cortisol, la hormona del estrés. Estas prácticas, a través de la activación del sistema nervioso parasimpático, conducen a una reducción de los niveles de cortisol. Este cambio hormonal indica al cuerpo que entre en un estado de calma y relajación, creando un entorno propicio para aliviar el estrés.

La naturaleza deliberada y suave de las posturas reconstituyentes también desempeña un papel crucial en la liberación de la tensión muscular. A medida que se facilita la adopción de cada postura, los movimientos intencionados trabajan para desenredar los nudos de tensión almacenados en los músculos. Esta liberación física no sólo contribuye a la relajación inmediata, sino que también indica al cuerpo que se relaje y suelte la tensión acumulada.

Mejora de la calidad del sueño

La participación regular en prácticas restaurativas contribuye significativamente a mejorar la calidad del sueño. El efecto calmante del yoga reparador sobre el sistema nervioso hace la magia, creando las condiciones propicias para un sueño reparador. Los aspectos meditativos incorporados en estas prácticas le permiten acceder a un estado mental tranquilo, preparando la mente para una experiencia de sueño rejuvenecedor. Al integrar las prácticas restaurativas en una rutina nocturna, las personas pueden encontrar patrones de sueño mejorados y una mayor sensación de bienestar general.

Mejora de la flexibilidad y la salud articular

Los estiramientos intencionados y lentos inherentes a las prácticas reconstituyentes mejoran la flexibilidad y favorecen la salud de las articulaciones. Al realizar estos estiramientos suaves, animan a los músculos y las articulaciones a experimentar una mayor amplitud de movimiento. Esto es especialmente beneficioso para la salud de las articulaciones, ya que los movimientos deliberados trabajan para reducir la rigidez y mejorar la movilidad general. La práctica constante de estas posturas contribuye a conseguir un cuerpo más ágil y flexible.

Equilibrio emocional

Las prácticas restaurativas ofrecen un enfoque holístico del bienestar emocional creando un espacio para la expresión emocional. El énfasis en la conciencia plena le anima a estar presente con sus emociones, cultivando un sentido de equilibrio y resistencia ante los retos de la vida.

Claridad mental y concentración

La incorporación de la respiración y la meditación en las prácticas restaurativas contribuye a la claridad mental y a una mayor concentración. Al dedicarse al control intencionado de la respiración y a la meditación, se crea un espacio mental libre de desorden y distracciones. Esta atención focalizada mejora la concentración, creando un estado mental centrado y claro. La práctica regular le permite trasladar esta agudeza mental a su vida cotidiana, repercutiendo positivamente en las funciones cognitivas y fomentando una sensación de bienestar mental.

Apoyo al sistema inmunitario

Las prácticas restaurativas contribuyen indirectamente a reforzar el sistema inmunitario mediante la reducción del estrés. El estrés crónico se ha relacionado con una respuesta inmunitaria debilitada, lo que convierte la gestión del estrés en un aspecto crucial de la salud general. Al mitigar el estrés mediante la participación regular en prácticas restaurativas, usted apoya el sistema inmunológico, mejorando su capacidad para responder eficazmente a los desafíos externos y promoviendo una salud óptima.

Salud del corazón

Los beneficios de las prácticas reconstituyentes se extienden a la salud cardiovascular, sobre todo a la hora de regular la tensión arterial y promover el bienestar del corazón. Los efectos calmantes de estas prácticas contribuyen a regular la tensión arterial, reduciendo el riesgo de hipertensión y los problemas cardiacos relacionados. La reducción del estrés que se consigue mediante la práctica regular de posturas restaurativas resulta vital para mantener un corazón sano y la función cardiovascular en general.

Autocompasión y autocuidado

La participación en prácticas restaurativas regulares se convierte en un ritual de autocompasión y autocuidado. Desarrolla un mayor sentido de autoconciencia al sintonizar con sus necesidades físicas y mentales únicas. El acto de dar prioridad a estas prácticas se convierte en un gesto intencionado y de cuidado hacia uno mismo, fomentando una relación positiva con el yo y promoviendo el bienestar general.

Mejora de la función respiratoria

Con su incorporación de técnicas de respiración profunda, las prácticas restaurativas contribuyen a mejorar la función respiratoria. El enfoque intencionado en respiraciones profundas y controladas aumenta la capacidad pulmonar y oxigena el cuerpo. Esto favorece la salud respiratoria y contribuye a una sensación general de vitalidad y bienestar.

Conexión mente-cuerpo

Uno de los rasgos distintivos de las prácticas reconstituyentes reside en su capacidad para nutrir la conexión mente-cuerpo. Los movimientos intencionados y deliberados, unidos a una respiración concentrada, crean una sinergia entre los aspectos físicos y mentales del bienestar. Este enfoque holístico conecta la mente y el cuerpo, promoviendo una sensación de armonía y equilibrio.

Reducción de la inflamación

Los suaves estiramientos y posturas inherentes a las prácticas reconstituyentes contribuyen a reducir la inflamación gracias a la mejora de la circulación. El aumento del flujo sanguíneo, facilitado por estos movimientos suaves, favorece los procesos naturales de sanación del cuerpo. Esta reducción de la inflamación se convierte en un aspecto crucial del bienestar general, en particular para las personas que tratan afecciones crónicas o se recuperan de lesiones.

Tratamiento del dolor

Las prácticas restaurativas ofrecen una valiosa vía para el tratamiento del dolor, especialmente para las personas que sufren dolores crónicos o se recuperan de lesiones. La naturaleza suave de estas posturas, combinada con los movimientos deliberados, proporciona alivio de la tensión y el malestar. La participación regular en las prácticas restaurativas se convierte en un enfoque complementario para el tratamiento del dolor, fomentando el confort y ayudando en el proceso de recuperación.

Resiliencia emocional

La integración de la atención plena y las estrategias de afrontamiento intencionales dentro de las prácticas restaurativas contribuye al desarrollo de la resiliencia emocional. Al proporcionar un espacio para la expresión emocional y la reflexión, estas prácticas capacitan a los individuos para afrontar los retos de la vida con gracia y adaptabilidad. El enfoque consciente del bienestar emocional se convierte en una piedra angular para desarrollar la resiliencia y fomentar una visión positiva de la vida.

Sensación de bienestar

En última instancia, los beneficios holísticos de las prácticas restaurativas regulares culminan en una profunda sensación de bienestar general. No se trata únicamente del aspecto de la forma física, sino de una integración armoniosa de la salud física, mental y emocional. El compromiso constante con estas prácticas se convierte en un viaje transformador, que promueve una sensación de plenitud, equilibrio y vitalidad en la vida cotidiana. Al cultivar intencionadamente el bienestar en múltiples dimensiones, las personas se encuentran en el camino hacia una vida más enriquecedora y satisfactoria.

Capítulo 9: Nutrición e hidratación: Cómo nutrir su práctica de yoga

Practicar yoga y ejercicios de atención plena puede hacer maravillas por su mente y su cuerpo. Sin embargo, no sentirá todo su efecto sin una nutrición e hidratación adecuadas. Necesita una dieta equilibrada con proteínas específicas, carbohidratos, verduras y vitaminas. Llevar un estilo de vida saludable no tiene por qué ser aburrido. Muchas personas se desaniman cuando oyen la palabra "dieta", creyendo que implica platos aburridos y sin sabor. Sin embargo, existen muchas recetas deliciosas y nutritivas que pueden hacer que los platos saludables sean más divertidos.

Este capítulo explica los fundamentos de la nutrición y la importancia de la hidratación y de una dieta equilibrada. También descubrirá recetas sabrosas y fáciles para apoyar su rutina de yoga.

Los fundamentos de la nutrición

Existen diferentes tipos de nutrientes, y cada uno tiene sus propios beneficios para la salud y efectos en su organismo.

Proteínas

Las proteínas están formadas por aminoácidos, moléculas que construyen y reparan los tejidos. Aumentan su fuerza y facilitan el crecimiento muscular. Encontrará proteínas en los lácteos, las semillas, las nueces, los guisantes, las judías, el marisco, las aves, la carne y otros tipos de alimentos.

Minerales

Su cuerpo necesita minerales para funcionar correctamente. Aumentan el metabolismo, impulsan la energía y fortalecen los dientes y los huesos. Muchos alimentos contienen minerales, como el marisco, los frutos secos, las semillas, las verduras de hoja verde, las frutas tropicales, los cereales, las sardinas, el yogur, el queso, las bayas, el cacao y los huevos, entre otros.

Carbohidratos

Los carbohidratos son los responsables de suministrar energía a su organismo. Pueden ser complejos, como la fibra y el almidón, o simples, como el azúcar. Aunque su cuerpo no puede digerir la fibra, es necesaria para mantener el metabolismo del colesterol y la salud intestinal. Debe incluir entre un 45% y un 65% de carbohidratos en su dieta. Los encontrará en los lácteos, la miel, el azúcar, las semillas, los frutos secos, los cereales, las verduras y las frutas.

Vitaminas

Aunque las vitaminas son vitales, se recomiendan en cantidades menores que otros nutrientes. Cada tipo es responsable de una función corporal diferente, como el crecimiento, la mejora de su sistema inmunológico y el impulso de su metabolismo. Son liposolubles, como las vitaminas A, D, E y K, o hidrosolubles, como las vitaminas B y C. Las encontrará en muchos tipos de alimentos, como el pescado, el hígado, los lácteos, las grasas animales, los cereales, las verduras y las frutas.

Grasas

Su cuerpo utiliza las grasas para almacenar calorías, por lo que pueden provocar un aumento de peso si no se consumen en cantidades saludables. Por esta razón, algunas personas son reacias a añadirlas a su dieta. Sin embargo, las grasas tienen muchos beneficios para la salud. Son otra fuente de energía, aíslan el cuerpo, mantienen las funciones hormonales y protegen los órganos internos, los pies y las palmas de las manos al amortiguar los golpes.

Las membranas celulares, así como el 60% del cerebro, están formadas por grasa. La grasa más vital es el Omega-3, y se encuentra en el pescado caballa, el salmón, las ostras, las nueces, las semillas de chía y las semillas de lino. Puede encontrar grasas en los cocos, las semillas de canola, los aguacates, las aceitunas, los lácteos y los productos animales.

Agua

Aunque no es un alimento, el agua es el nutriente más importante y vital para la supervivencia. Constituye alrededor del 75% del cuerpo y es necesaria para muchas funciones, como estabilizar la temperatura corporal. La sangre también está hecha de agua y es la encargada de transportar los nutrientes a los distintos órganos. Las personas mayores deben beber al menos 60 onzas de agua al día.

La importancia de una dieta equilibrada

Sus necesidades nutricionales cambian con la edad. Los alimentos que solía disfrutar cuando tenía veinte años pueden no ser apropiados en esta etapa de su vida. También está cambiando su estilo de vida y tratando de ser más activo, por lo que necesita una dieta equilibrada que le sirva de apoyo mientras practica.

Mejora la fuerza muscular

Los huesos se debilitan y se pierde masa muscular con la edad. Una dieta equilibrada, especialmente una que contenga proteínas, mejora la piel y fortalece los huesos y los músculos, que son necesarios para practicar yoga en silla.

Reduce el riesgo de diabetes

Una alimentación sana y rica en fibra reduce el riesgo de diabetes, enfermedades cardiacas y derrames cerebrales. También ayuda a evacuar con regularidad y reduce el peso.

Agudiza la mente

Los alimentos ricos en Omega-3 disminuyen el riesgo de padecer Alzheimer y mejoran la concentración. Los antioxidantes presentes en varios tipos de alimentos saludables, como el té verde, mejoran la agudeza mental y la memoria.

Aumenta la vida útil

Los alimentos ricos en nutrientes reducen el riesgo de cáncer, pérdida ósea, diabetes de tipo 2, hipertensión, infarto y enfermedades cardiacas. También le ayuda a controlar su peso, mejorar su inmunidad y protegerle contra diversas enfermedades. Una dieta sana mejora la actividad física, facilitando el ejercicio y el movimiento. Esto le da independencia, por lo que no necesitará ayuda con sus tareas diarias.

Se sentirá mejor

Una dieta bien equilibrada puede hacer maravillas por su vida. Aumenta su energía y reduce los signos del envejecimiento. Se sentirá bien y tendrá buen aspecto, lo que aumentará su confianza y su estado de ánimo. Recuerde, cuando su cuerpo está sano, se sentirá más feliz y relajado.

La importancia de la hidratación

La mayoría de la gente no conoce la importancia de la hidratación y por eso no bebe suficiente agua. Sus necesidades de agua aumentan con la edad. El 28% de los adultos mayores sufren deshidratación porque se olvidan de beber o toman medicamentos que provocan la pérdida de líquidos.

- Reduce los dolores de cabeza
- Favorece la desintoxicación
- Protege el corazón
- Previene los cálculos renales
- Disminuye el dolor articular
- Reduce el peso
- Aumenta la energía
- Mejora la digestión
- Mejora el rendimiento cerebral

Si practica yoga con regularidad, debe prestar más atención a la cantidad de agua que consume cada día.

- El agua mejora la flexibilidad
- Mejora la atención plena
- Aumenta su rendimiento
- Mejora la resistencia

Consejos para planificar las comidas

Seguir una dieta sana no es difícil. En lugar de preparar una comida sana cada día, tenga un plan semanal para facilitarle las cosas.

Empezar poco a poco

No se abrume preparando varios platos a la vez. Empiece poco a poco planificando dos comidas pequeñas cada vez y vaya a partir de ahí.

Centrarse en los ingredientes

Recuerde que está preparando comidas sanas, así que asegúrese de incluir todos los nutrientes esenciales.

La organización es la clave

La organización le ahorrará tiempo y hará que la planificación de las comidas sea más fácil y rápida. Anote todos los platos que piensa preparar y haga una lista de todos los ingredientes que necesitará para poder comprarlos con antelación. También puede comprar sus alimentos por Internet.

Comprar contenedores de almacenamiento

Invierta en recipientes de almacenamiento de alta calidad para mantener sus alimentos seguros y frescos durante mucho tiempo. Asegúrese de que son seguros para el microondas y el lavavajillas.

Abastezca su despensa

En lugar de ir a la tienda cada vez que necesite preparar una comida, aprovisione su despensa con ingredientes saludables para ahorrar dinero y tiempo. Almacene tipos de alimentos que puedan durar meses o años.

- Frutas y verduras congeladas
- Margarina blanda
- Productos lácteos
- Proteínas
- Especias
- Hierbas secas
- Caldo
- Nueces
- Semillas
- Aceites de cocina
- Cereales integrales
- Conservas vegetales
- Judías secas

Encuentre la inspiración

Busque en Internet y en libros de cocina recetas deliciosas y saludables. Encontrará una gran variedad de recetas para cualquier estilo de cocina, tradición cultural o gusto.

Obtenga ayuda

Si no tiene tiempo o energía para preparar las comidas o si se siente abrumado, pida ayuda. Puede contratar a alguien que cocine para usted. También puede pedir recetas saludables a un nutricionista o dietista. También encontrará servicios en Internet que pueden preparar comidas y entregárselas a domicilio. Si no puede permitirse ninguna de estas opciones, pida a sus hijos, nietos u otros familiares que le ayuden a cocinar.

Cocinar a granel

Cocinar a granel le ahorrará esfuerzo y tiempo. Haga grandes lotes de comida, divídalos en pequeñas porciones y guárdelos en el congelador. Esto evita el desperdicio de alimentos y facilita la preparación de una comida.

Preparación de comidas

Tenga en cuenta estos consejos cuando prepare sus comidas:

- Cocine recetas fáciles que no le llevarán mucho tiempo.

- Porcione la comida para no comer en exceso.

- Tenga en cuenta sus afecciones médicas, alergias y otras necesidades dietéticas.

- Coloque todos los suministros, utensilios e ingredientes en un mismo lugar para no perder tiempo buscándolos.

- Elija un día para preparar la comida. Dese tiempo suficiente para cocinar y limpiar después de terminar.

- Lave bien todas las frutas y verduras.

- Cocine bajo una luz brillante para poder leer las recetas y evitar accidentes al cortar y picar.

- Corte o trocee los alimentos según la receta antes de empezar a cocinar.

- Mire las fechas de caducidad antes de utilizar cualquiera de los ingredientes.

- Cuando ponga algo en el horno, programe un temporizador para que no se le olvide.

Recetas

¿Está listo para empezar a cocinar? Pruebe estas recetas sabrosas, fáciles y saludables que apoyan su rutina de yoga.

Agua tibia con limón y miel

Es la bebida matutina perfecta para empezar el día. Aporta al sistema inmunológico su ingesta diaria de vitamina C. También eleva la temperatura corporal para mantenerle caliente en invierno, mejora la salud del hígado y pone en marcha el sistema digestivo por la mañana. Desintoxica el organismo, gracias a los altos niveles de antioxidantes de la miel.

Ingredientes:

- 1 cucharadita de miel, preferiblemente cruda
- ½ zumo de limón
- 1 taza de agua tibia

Instrucciones:

1. Mezcle todos los ingredientes.
2. Remover bien y beber.

Pan integral con mermelada casera de fresas crudas y chía

Este plato es perfecto para un desayuno ligero que le aporte energía antes de su rutina de yoga.

Ingredientes:

- 2 tazas de fresas
- 3 cucharadas soperas de jengibre
- 3 cucharadas de semillas de chía blanca
- 2 trozos de pan moreno
- 1 cucharadita de zumo de limón

Instrucciones:

1. Limpie las fresas y córteles la parte superior.
2. Ponga el jengibre, el zumo de limón, las semillas de chía y las fresas en una batidora y tritúrelos durante 40 segundos.

3. Ponga la mezcla en un bote de cristal y déjela en el frigorífico durante 30 minutos.

4. A continuación, extienda la mermelada sobre el pan integral.

5. Si sobra mermelada, guárdela en un tarro hermético en el frigorífico.

Sopa de lentejas

Durante el otoño y el invierno, manténgase caliente con este plato de sustanciosa sopa de lentejas. Contiene diferentes verduras que aumentarán su energía antes de hacer ejercicio.

Ingredientes:

- 1 ½ tazas de lentejas
- ¼ de taza de levadura nutricional
- 1 ½ cucharadas de miso
- 2 cucharadas de vinagre de sidra de manzana
- 2 cucharadas de perejil fresco picado
- 2 zanahorias picadas
- 2 apios picados
- 1 diente de ajo
- 2 cucharadas de aceite de sésamo
- 1 cucharada de aceite de oliva
- 6 tazas de agua fría
- 1 taza de cebada o arroz integral
- Espinacas y acelgas para adornar (opcional)

Instrucciones:

1. Caliente el aceite de oliva y el de sésamo en una sartén y sofría el perejil, las zanahorias, el apio y el ajo.

2. Añada el arroz y las lentejas y vierta el agua.

3. Añada el vinagre de sidra de manzana a la mezcla.

4. Deje cocer los ingredientes durante una hora o hasta que las lentejas estén blandas y abiertas.

5. Tome ½ taza del caldo de la sopa y mézclelo con el miso hasta que quede suave.

6. Vuelva a la mezcla.

7. Añada las espinacas y las acelgas antes de servir.

Tarta de manzana vegana

Si busca un postre sabroso y saludable, pruebe esta deliciosa tarta de manzana. Es el capricho perfecto para después del entrenamiento, y es fácil de hacer.

Ingredientes:

Corteza:

- 1 cucharada de azúcar de coco
- 2 tazas de harina integral
- ½ taza de agua helada
- 1 cucharadita de sal marina
- ½ taza de aceite de coco

Relleno:

- 3 cucharadas de harina blanca integral
- 1 cucharadita de canela
- ¾ de taza de sirope de arce
- 6 manzanas ecológicas

Instrucciones:

1. Precaliente el horno a 350°F.
2. Prepare primero la corteza poniendo todos sus ingredientes en un robot de cocina.
3. A continuación, espolvoree la harina sobre una superficie seca.
4. Enrolle la masa formando un círculo y póngala en un molde.
5. Haga una cresta alrededor del borde.
6. Déjelo en el frigorífico hasta que prepare los rellenos.
7. Para el relleno, pele las manzanas y córtelas en trozos finos.
8. Póngalos en un bol y añada el resto de los ingredientes.
9. Mézclelos.
10. Saque la corteza del frigorífico y viértala sobre el relleno.
11. Déjelo en el horno durante una hora.
12. Sáquelo del horno, déjelo enfriar 15 minutos y sírvalo.

Receta de ensalada de brócoli y tomate

Esta ensalada sana y sabrosa está llena de nutrientes. Puede tomarla como aperitivo o como cena ligera.

Ingredientes:

- 3 tazas de brócoli
- 1 tomate
- Sal al gusto

Aderezo:

- 2 cucharadas de aceite de oliva virgen
- 1 cucharada de vinagre balsámico
- Sal al gusto
- Orégano al gusto

Instrucciones:

1. Cueza el brócoli al vapor hasta que esté tierno y luego resérvelo.
2. Espolvoree una pequeña cantidad de sal sobre el tomate.
3. Mezcle los ingredientes del aliño en un bol.
4. A continuación, mezcle el brócoli y los tomates en un bol aparte.
5. Vierta el aliño sobre el brócoli y los tomates, y sirva.

Batido de plátano, arándanos y coco

Este batido afrutado es el tentempié perfecto para después del entrenamiento. Tómelo después de su rutina matutina de yoga para mantenerse con energía el resto del día.

Ingredientes:

- 1 taza de leche de coco
- ½ plátano congelado
- ½ taza de arándanos congelados
- 1/3 de taza de yogur griego desnatado
- ¼ taza de coco rallado sin azúcar
- 1 cucharadita de extracto puro de vainilla

Instrucciones:

1. Deje que los arándanos y los plátanos se congelen en el frigorífico.
2. A continuación, sáquelos del congelador y mezcle todos los ingredientes durante 30 segundos o hasta obtener una mezcla homogénea.
3. Vierta la mezcla en un vaso y déjela en el congelador durante 15 minutos.
4. Añada copos de coco o arándanos por encima.

Ensalada de garbanzos y espinacas

Esta ensalada sólo le llevará diez minutos prepararla. Es rica en nutrientes y una comida ligera estupenda para después de su entrenamiento de yoga.

Instrucciones:

- 1-1/2 tazas de garbanzos
- ½ taza de espinacas
- Una pizca de pimienta de cayena
- Una pizca de sal
- 1 aguacate
- 1 tomate
- 1 huevo
- 3 cucharadas de aceite de oliva
- 1 cucharada de zumo de limón
- 1/3 de taza de queso feta bajo en grasas

Instrucciones:

1. Corte el aguacate, los tomates y el huevo en rodajas y póngalos en un bol grande.
2. Corte las hojas de espinaca en trozos pequeños y póngalos en el bol.
3. Cueza los garbanzos y hágalos puré.
4. Pique el queso y añádalo al resto de los ingredientes.
5. Mezcle el zumo de limón con el aceite y viértalos sobre el bol.
6. Añada la sal y la pimienta.
7. Cómalo enseguida o guárdelo en el frigorífico.

Arroz con leche de rosas, cardamomo y coco

Disfrute de este plato en verano. Calmará y refrescará su cuerpo después del ejercicio de yoga. Contiene cardamomo, que es antioxidante y antiinflamatorio. El coco y la rosa tienen efectos refrescantes y calmantes.

Ingredientes:

- 1 taza de arroz
- 1 lata de leche de coco
- 2 cucharaditas de extracto de vainilla
- 5 vainas de cardamomo machacadas
- 2 tazas de agua
- Una pizca de sal
- Una pizca de pétalos de rosa (opcional)
- ½ cucharadita de agua de rosas (opcional)

Instrucciones:

1. Cocer el arroz hasta que se evapore el agua.
2. Añada la leche de coco, la rosa, la sal, la vainilla y las vainas de cardamomo.
3. Déjelo calentar durante 10 minutos y remuévalo con frecuencia.
4. Déjelo enfriar unos minutos.
5. Esta receta es suficiente para varios días. Simplemente tome una porción y guarde el resto en el frigorífico.
6. Añada pétalos de rosa por encima.
7. Si lo come para desayunar, añada semillas y frutos secos para aumentar su energía.

Sopa de boniato

Esta sopa es perfecta para el tiempo de otoño e invierno. Puede tomarla después de su entrenamiento de yoga para sentirse tranquilo y relajado.

Ingredientes:

- 2 cucharaditas de aceite de coco
- 1 diente de ajo picado
- 2 rodajas de palitos de apio

- 4 zanahorias en rodajas
- 2 boniatos picados
- 1 cebolla roja grande
- 1 pastilla de caldo de verduras
- Pan caliente
- 1 cucharadita de pimentón (opcional)
- 1 cucharadita de cúrcuma y una pizca de pimienta negra (opcional)
- ½ pulgada de jengibre (opcional)

Instrucciones:

1. Vierta el aceite de coco en una sartén grande y déjela al fuego para que se caliente.
2. Añada el ajo y la cebolla y déjelos cocer durante 5 minutos.
3. Añada el pimentón, la cúrcuma, la pimienta negra y el jengibre, y déjelos cocer durante 2 minutos.
4. Añada las verduras y déjelas cocer hasta que los boniatos se ablanden. Remueva con frecuencia.
5. Añada la pimienta, la sal y el caldo.
6. Déjelos cocer a fuego lento y luego baje el fuego.
7. Deje cocer a fuego lento durante 25 minutos.
8. Apague el fuego y mézclelos con una batidora de mano.
9. Sírvalo con pan caliente.

Pan de plátano y canela

Este plato tiene todo lo que busca y más. Es caliente y saciante, lo que lo convierte en una excelente comida para el desayuno. También es rico en potasio, que mejora la salud del corazón y fortalece los músculos. Sírvalo con mermelada o mantequilla.

Ingredientes:

- 3 plátanos maduros
- 2 cucharadas de aceite de coco
- ½ cucharadita de canela
- 1 cucharadita de extracto de vainilla

- 2 cucharadas de lino
- ½ taza de leche
- ½ cucharadita de sal marina
- ½ cucharadita de bicarbonato de sodio
- 2 huevos
- 2 cucharadas de harina de centeno
- ½ taza de avena
- 1 taza de harina de almendras
- 2 cucharaditas de cáscara de psilio (opcional)

Instrucciones:

1. Precaliente el horno a 350°F.
2. Forre un molde para pan.
3. Mezcle todos los ingredientes secos en un bol grande.
4. Ponga la vainilla, la leche, los huevos y los plátanos en una batidora y mézclelos.
5. Vierta los ingredientes húmedos sobre los secos.
6. Añada el aceite de coco y mezcle.
7. Coloque los ingredientes en el molde.
8. Métalo en el horno y déjelo cocer durante 45 minutos.
9. Cómalo caliente con mantequilla, o déjelo enfriar y coma una rebanada para desayunar a la mañana siguiente.

Batido de manzana, plátano y semillas de chía

Este delicioso y saludable batido sirve como refrescante desayuno o tentempié. Esta receta es suficiente para dos personas.

Ingredientes:

- 1 cucharada de semillas de chía
- 1 taza de leche descremada
- 1 taza de yogur natural bajo en grasas
- 2 tazas de trozos de plátano congelados
- 2 tazas de trozos de manzana fresca

Instrucciones:

1. Ponga las semillas de chía, la leche, el yogur, los trozos de plátano y los trozos de manzana en una batidora.
2. Bata hasta que quede suave. Asegúrese de que no queden grumos en la mezcla líquida.
3. Métalo en el frigorífico durante media hora y sírvalo.

Ensalada Chakra

Esta ensalada está llena de verduras sanas y sabrosas. Es un gran desayuno que le mantendrá lleno y con energía para el resto del día.

Ingredientes:

- 1 remolacha roja mediana
- 1 remolacha dorada, mediana
- 2 zanahorias medianas
- 1 aguacate cortado en dados
- ½ cebolla roja
- Un puñado de col rizada
- Semillas de cáñamo para adornar

Instrucciones:

1. Lave bien las verduras y colóquelas en un bol.
2. Pele las remolachas, las cebollas y las zanahorias.
3. Lave la col rizada y déjela secar.
4. Prepare el aguacate.
5. Corte en rodajas las cebollas, las remolachas y las zanahorias.
6. Prepare el resto de las verduras y corte el aguacate en dados.
7. Añada las verduras restantes.
8. Disponga las verduras de forma decorativa.
9. Adorne con las semillas de cáñamo.

Sopa dorada

Las especias de esta receta no sólo le dan un sabor delicioso, sino que también reducen la inflamación. La sopa tiene muchos ingredientes saludables para aliviar el dolor de las articulaciones después de un entrenamiento.

Ingredientes:

- 1 cebolla roja picada
- 1 pastilla de caldo de verduras
- ½ cucharadita de comino molido
- ½ cucharadita de jengibre rallado y molido
- ¼ de cucharadita de sal
- ½ cucharadita de pimienta negra
- 2 cucharaditas de cúrcuma molida
- 1 cucharadita grande de aceite de coco
- ¼ de calabaza
- 2 zanahorias picadas
- ½ raíz de apio
- Copos de coco (opcional)

Instrucciones:

1. Pique la calabaza butternut y el apio en dados pequeños.
2. Derrita el aceite de coco en una sartén.
3. Añada el comino y la cebolla. Déjelos cocer hasta que la cebolla se ablande.
4. Añada el jengibre y las zanahorias y remueva con frecuencia.
5. Déjelas cocer durante 5 minutos.
6. Añada la calabaza butternut y los dados de raíz de apio. Siga removiendo para cubrir todos los ingredientes con el aceite de coco y las especias.
7. Ahora, hará el caldo añadiendo 1 pastilla de caldo a 4-1/2 tazas de agua caliente y removiendo.
8. Vierta el caldo en una cazuela y déjelo cocer a fuego lento.
9. Cuando empiece a burbujear, añada la pimienta negra, la cúrcuma y la sal.
10. A continuación, ponga el fuego a bajo. Déjelo cocer a fuego lento durante 40 minutos.
11. Espere a que el apio y la calabaza se ablanden y retírelos del fuego.

12. Bata con una batidora de mano hasta que la sopa alcance la consistencia deseada.

13. Adorne con copos de coco y sirva.

Alimentos beneficiosos para la salud y la recuperación muscular

Los músculos suelen estresarse después de un entrenamiento. Pueden sentirse doloridos, lo que puede resultar irritante. Sin embargo, hay tipos de alimentos que reducen el dolor y son perfectos para la recuperación muscular. Asegúrese de incluirlos en su dieta.

- Raíz de taro
- Espinacas
- Arándanos
- Frambuesas
- Semillas de chía
- Té verde
- Plátanos
- Leche con chocolate
- Harina de avena
- Huevos
- Sandía
- Requesón
- Yogur
- Calabaza
- Boniato
- Salmón
- Semillas
- Nueces
- Cúrcuma

Alimentos que debe evitar después de un entrenamiento

Evite estos alimentos después de un entrenamiento, ya que no contienen ningún nutriente y no harán ningún bien a sus músculos.

- Comida salada
- Frituras
- Dulces
- Barritas
- Alcohol
- Bebidas azucaradas
- Alimentos ricos en grasas

Cómo la nutrición y la hidratación mejoran el rendimiento en yoga

Los alimentos ricos en nutrientes pueden mejorar su rendimiento en el yoga. Si no consume grasas, proteínas, carbohidratos y otros nutrientes básicos, se sentirá muy hambriento y agotado después de su entrenamiento. Según un estudio realizado en 2019 por la Universidad de Múnich, la actividad física y una dieta equilibrada son más beneficiosas para su salud conjuntamente que centrarse sólo en una de ellas.

Según un estudio de 2018 realizado por la Universidad de Tesalia, las personas que hacen ejercicio con regularidad son menos propensas a sufrir inflamaciones y tienen un alto consumo de antioxidantes.

La deshidratación puede aumentar la temperatura de su cuerpo, ralentizar su metabolismo y sobrecargar su corazón. Durante el ejercicio, pierde líquidos y magnesio, calcio, potasio y sodio debido a la sudoración. Beber suficiente agua mejorará su rendimiento y le ayudará a compensar la pérdida de líquidos.

La alimentación no sólo influye en su salud física, sino también en su salud mental. Dado que el yoga es un ejercicio para la mente y el cuerpo, los nutrientes se convierten en una parte integral del entrenamiento. Una dieta sana desarrolla la resistencia, potencia la fuerza y aumenta la energía.

Los minerales, las vitaminas y los antioxidantes pueden aportar claridad mental y mejorar su estado de ánimo haciéndole más feliz y tranquilo, lo que le ayuda a alcanzar un estado meditativo más rápidamente. Una dieta rica en nutrientes también puede mejorar la flexibilidad y la resistencia, haciendo que el ejercicio sea mucho más fácil.

El yoga, una dieta equilibrada y la hidratación van de la mano. Cuide su cuerpo y dele los nutrientes que necesita; se sorprenderá de lo que puede conseguir. Pruebe las recetas de este capítulo. Son ricas en nutrientes, hacen que el ejercicio sea menos agotador y ayudan a que sus músculos se recuperen más rápidamente.

Asegúrese de beber suficiente agua todos los días. Puede utilizar una aplicación para la deshidratación que le recuerde que debe beber cada dos horas. También puede comer alimentos ricos en agua, como pepinos y sandías.

Capítulo 10: Integrar el yoga en silla en la vida cotidiana

La movilidad es una habilidad. Si no la utiliza, la perderá. Piense en los atletas retirados. Los verá en televisión estando súper en forma al día siguiente de su retirada, y luego, dos años después, están completamente fuera de forma. Esto se debe a que no mantuvieron sus hábitos regulares de gimnasio después de dejar de competir. Del mismo modo, no puede completar este programa de 21 días y esperar disfrutar de los beneficios de una mayor movilidad sin seguir haciendo el trabajo. Por lo tanto, es esencial hacer del yoga en silla una parte de su rutina diaria para seguir viendo mejoras y mantener su bienestar y longevidad en forma.

Formación de hábitos e incorporación de los principios del yoga en silla a las actividades cotidianas

Lo bueno del yoga en silla es que los estiramientos y movimientos suaves pueden realizarse en cualquier lugar y en cualquier momento. Le sorprendería saber cuántas veces utiliza una silla o un asiento al día. La gente suele establecer rutinas basadas en sentarse. Por ejemplo, puede que tenga un programa de televisión que le guste ver a una hora determinada del día. Puesto que ya ha establecido esta rutina, puede simplemente ajustarla para incorporar algunas posturas de yoga en la silla. No tiene necesariamente que completar una rutina de ejercicios completa, pero simplemente completar tres estiramientos antes de disfrutar de su programa puede ser útil. Su programa de televisión puede ser entonces una recompensa por el rápido entrenamiento que ha realizado. Un poco da para mucho, así que no subestime el importante impacto de un par de minutos de yoga.

Hacer que su tiempo haciendo yoga sea divertido es otra forma de aumentar la probabilidad de que siga con su rutina diaria de ejercicios. Ponga algo de su música favorita mientras estira o practique con un ser querido para que puedan animarse mutuamente. Además, no se tome demasiado en serio y ríase un poco mientras hace ejercicio. El yoga en silla está pensado para ser divertido y relajante, por lo que relajarse debería formar parte de la experiencia. Esperar con ilusión sus estiramientos en lugar de temerlos puede hacer que incluirlos en su rutina diaria sea mucho más fácil.

Crear un programa de ejercicios también podría ayudarle a mantener la constancia. Los seres humanos somos criaturas de hábitos, por lo que la gente tiende a acostumbrarse a hacer lo mismo todos los días. Es casi como cuando se acostumbra a despertarse a la misma hora, que incluso cuando intenta dormir, su cuerpo le despierta de forma natural. Otro ejemplo es su rutina matutina. Para usted es casi automático lavarse los dientes, desayunar, leer el periódico, o como quiera que esté estructurada su rutina personalizada. Si introduce el yoga en silla en su horario diario y se compromete a hacerlo a la misma hora todos los días, con el tiempo se convertirá en parte de su vida como una segunda naturaleza.

Empezar poco a poco y aumentar gradualmente la intensidad ayuda a que el yoga forme parte de usted. Lo que a veces ocurre cuando la gente comienza un nuevo viaje de fitness y salud es que se sobreexcitan y muerden más de lo que pueden masticar. Lanzarse a fondo no siempre es aconsejable. Podría lesionarse o perder la motivación si hace demasiado al principio. Intente hacer yoga en silla dos veces a la semana al principio y luego, con el tiempo, auméntelo a tres, cuatro o cinco veces a la semana. Empiece con uno o dos estiramientos, y luego aumente hasta 20 o 30 minutos diarios. Acostumbrando gradualmente su cuerpo al cambio, puede reducir las lesiones con una práctica más segura y aumentar sus posibilidades de seguir adelante y convertir el yoga en silla en un hábito.

Consejos prácticos para mantener la postura y activar el núcleo

Su núcleo es fundamental para su bienestar porque es el grupo muscular implicado en muchas de sus actividades diarias básicas. El yoga en silla es estupendo para mantener su núcleo fuerte y corregir su postura. Muchos problemas de dolor de espalda son consecuencia directa de una mala postura. Si ha adoptado una mala postura de forma natural a lo largo de los años, podría ser difícil corregir el hábito que ha adquirido, sobre todo teniendo en cuenta la disminución de la movilidad que conlleva la edad, pero con objetivos realistas y un esfuerzo constante, puede dar grandes saltos hacia un cambio positivo. Además, sentarse a menudo y llevar un estilo de vida sedentario también podría repercutir negativamente en su postura. Por lo tanto, es importante mantenerse en movimiento. Dar paseos suaves o pasar más tiempo de pie podría suponer una gran diferencia a la hora de implicar a su núcleo.

El riesgo de perder el equilibrio se reduce exponencialmente si trabaja constantemente su núcleo y corrige su postura para centrar la distribución del peso en las piernas. Muchas veces, las personas mayores desarrollan el mal hábito de encorvarse. Esto puede deberse a unos músculos centrales más débiles y a una falta de movilidad. Tomarse un tiempo para enderezar la espalda todo lo que pueda mientras está sentado ayuda a relajar los músculos pectorales tensos y proporciona a sus músculos centrales un bonito estiramiento. Siempre que se dé cuenta de su mala postura o si está excesivamente agachado, acostúmbrese a sentarse recto. Hacer esto varias veces al día le ayudará con la estabilidad de su núcleo.

Un truco que funciona bien para realinear su postura es apoyar las plantas de los pies en un taburete, unas cajas o una pila de libros. Esto le ayuda a alinear las caderas y la cintura a la vez que le proporciona un suave estiramiento de la zona lumbar. Tomarse un momento para levantarse después de estar sentado un rato también es bueno para su postura y su núcleo. Estar sentado demasiado tiempo debilita su núcleo y crea una joroba en la espalda. El cuerpo humano no fue diseñado para permanecer sentado durante largos periodos, está más adaptado al movimiento. Muchas personas pasan mucho tiempo sentadas durante la jubilación o en los últimos años de su vida, por lo que es necesario tomar medidas conscientes para corregir su postura. Una buena postura es cuando los músculos abdominales están comprometidos, los brazos están a los lados con los codos estirados, los hombros están echados hacia atrás y el pecho está alto y echado hacia delante con la barbilla levantada y la mirada al frente. Ser consciente de la posición de su cuerpo ayuda a corregir su postura, por eso la atractiva actividad del yoga en silla es tan transformadora.

Practicar un pasatiempo activo también puede ayudarle con la fuerza de su núcleo porque se mantendrá en movimiento. Puede resultar difícil someter a su cuerpo a grandes esfuerzos cuando se es mayor, pero puede participar en actividades físicas más suaves como el golf, el senderismo o la jardinería. Estar sentado es enemigo de la fuerza de su núcleo, así que debe contrarrestarlo con movimiento. Mantenerse activo con un pasatiempo divertido un par de veces a la semana potenciará el trabajo que está haciendo con el yoga en silla.

Utilizar técnicas de respiración y microentrenamientos a lo largo del día

Si no ha mantenido un estilo de vida activo a lo largo de los años, puede que descubra que su forma física y su movilidad no están en los niveles más altos. Esto puede ser desalentador para muchos, pero no tiene por qué serlo. La gente piensa que estirarse y hacer ejercicio son rutinas prolongadas que le dejan sudando, dolorido y sin aliento. Sin embargo, no hay que subestimar las pequeñas cosas que hace a diario. Algo siempre será mejor que nada. Unos minutos al día en sus momentos tranquilos y relajados empiezan a sumar y a contribuir a su salud general. Al igual que los hábitos horribles se acumulan, los buenos hábitos hacen lo mismo.

La respiración es una de las formas más naturales y de menor esfuerzo de aumentar su movilidad y bienestar. Simplemente respirando profundamente, expande y contrae los músculos abdominales y mueve y ajusta la columna vertebral. Combinar la respiración con el movimiento puede ayudar a la circulación, lo que reduce el dolor y la rigidez. Tomar conciencia de su respiración le ayuda a reducir el estrés, que tiene muchos efectos negativos en su salud. Además, cuando cierra los ojos y se centra en su respiración, se vuelve más consciente de las zonas de su cuerpo que necesitan atención con los protocolos de estiramiento que decida realizar con regularidad.

He aquí un sencillo ejercicio de respiración que puede probar:

1. Póngase de pie con los pies separados a la anchura de las caderas y la mirada al frente.

2. Inhale profundamente mientras expande el pecho, saca el estómago y levanta ligeramente la barbilla.

3. Exhale y relaje los hombros mientras deja que los brazos cuelguen en una postura encorvada.

4. Repita este ciclo durante todo el tiempo que se sienta cómodo.

Este movimiento, unido a la respiración, ayuda a estirar el núcleo y a relajar las costillas, los hombros y el cuello. Este ejercicio respiratorio de bajo esfuerzo puede realizarse en varios momentos del día, especialmente cuando se sienta fatigado. El oxígeno en la sangre y la circulación que favorece el movimiento le harán sentirse renovado. Además, la expansión de su pecho y costillas ayuda a corregir su postura y a aumentar la movilidad en esa región. La mayoría de la gente está acostumbrada a respirar superficialmente y nunca deja que el aire llegue al fondo de sus pulmones. Su respiración obliga a su cuerpo a moverse. Cuando esté sentado o de pie quieto, respire profundamente para que pueda conseguir la expansión descuidada en su núcleo que tantos se pierden. Si puede entrenarse para respirar profundamente con regularidad, experimentará una diferencia notable en cómo se siente su cuerpo en general.

El microejercicio a lo largo del día tiene muchos de los mismos beneficios que la respiración profunda. La simple repetición de un ciclo de estar de pie y luego sentado unas cuatro o cinco veces ayuda a relajar las articulaciones a la vez que hace que la sangre fluya hacia los músculos. No tiene por qué ser complicado. Simplemente caminar alrededor de su sofá un par de veces, balancear los brazos de vez en cuando o hacer algunas rotaciones del cuello mientras está sentado puede ayudarle a mantenerse activo y evitar un estilo de vida demasiado estancado. Sacudir los brazos y las piernas durante unos segundos o hacer una de las muchas posturas de yoga en la silla que ha aprendido puede hacer maravillas para aumentar su calidad de vida en general.

Mantenga su cuerpo activo de forma constante

El ejercicio y los estiramientos no son los únicos momentos en los que debe ser consciente de su cuerpo. Mantener constantemente su cuerpo ocupado y estar en sintonía con qué músculos y articulaciones se están utilizando le permite tomar decisiones más informadas sobre su cuerpo y le permite detectar cuándo algo va mal. Sus movimientos cotidianos pueden transformarse en ejercicios o estiramientos. El yoga en silla mejora sus sentidos corporales con los estiramientos suaves que promueve. Incorporar este tipo de estiramientos y respiraciones a su vida diaria puede convertir el yoga en silla de una práctica a un estilo de vida. Por ejemplo, cuando se le caiga algo al suelo o esté buscando algo en una estantería, puede aplicar algunas de las posturas de yoga y la respiración que ha aprendido para maximizar los beneficios de movimientos sencillos.

Haga una postura o un estiramiento cada vez que se siente o se ponga de pie. Esto mantendrá su cuerpo ocupado durante todo el día y le permitirá seguir moviéndose. La suavidad del yoga en silla significa que no habrá demasiada tensión, por lo que podrá practicar continuamente muchas de las técnicas. Es aconsejable ampliar el yoga en silla más allá de sentarse y levantarse. Por ejemplo, en cuanto se levante de la cama o se meta en ella, puede hacer algunos estiramientos básicos sentado.

Sorprendentemente, el yoga en silla puede dirigirse a diferentes partes del cuerpo sin sobrecargar su sistema hasta el punto de lesionarse. Por lo tanto, puede dividir sus días en secciones en las que se dirija a diferentes partes del cuerpo. Por ejemplo, el lunes puede ser para los brazos y el martes para las piernas, o puede dividirlo de otra manera y hacer que la mañana sea para los brazos y la tarde para las piernas. Una vez que haya interiorizado los principios básicos de los estiramientos y la respiración, puede empezar a ajustar el programa para adaptarlo a su vida.

Su postura y su respiración son los dos aspectos cruciales a los que debe prestar atención para que su salud y bienestar mejoren continuamente. Recordarse a sí mismo que debe sentarse y mantenerse erguido y respirar constantemente de forma profunda y fructífera cambiará su vida. Uno de los principios fundamentales del yoga es sincronizar la respiración con los movimientos, por lo que, si respira al realizar una actividad extenuante, se dará cuenta de cuánto más puede hacer. Cuando haga sus posturas de yoga en silla, respire para llevar sus estiramientos más lejos, pero recuerde que debe tener cuidado porque no quiere hacerse daño.

Escuchar a su cuerpo es crucial. La rigidez y el dolor de su cuerpo es su forma de comunicarle lo que necesita. Cuando sienta que se desarrollan dolores musculares en una parte, es señal de que debe ser más suave, y si nota que la rigidez articular y muscular se instala, debe moverse o estirarse más. Además de moverse con regularidad, haga los cambios necesarios en su dieta y asegúrese de beber suficiente agua porque un estilo de vida activo requiere que mantenga un flujo constante de energía.

Fijación de objetivos y seguimiento del progreso

Los objetivos no sólo ayudan a guiar la dirección en la que se dirige, sino que también actúan como un refuerzo de la confianza cuando los alcanza. Establecer objetivos alcanzables y realistas adaptados a su nivel de forma física le ayuda a mantenerse centrado en su rutina diaria de estiramientos. Por ejemplo, puede que en estos momentos sólo sea capaz de tocarse las rodillas debido a su limitada flexibilidad. Entonces puede fijarse el objetivo de tocarse las espinillas en los próximos dos meses. Una vez que logre el objetivo de tocarse las espinillas, puede entonces proponerse tocarse los tobillos y finalmente empujarse a tocarse los dedos de los pies. Todos sus objetivos deben fijarse para aumentar gradualmente, porque no existe la diferencia de la noche a la mañana.

Su objetivo también debe basarse en aumentar su constancia. Comience haciendo estiramientos una vez a la semana durante aproximadamente un mes. Después, aumente su programa para incluir dos sesiones de yoga en silla a la semana. Finalmente, puede llegar a un máximo de tres o cuatro sesiones por semana. Dependiendo de su forma física y su nivel de movilidad, puede empezar con sesiones de cinco minutos e ir aumentando gradualmente hasta llegar a los 30 minutos. Recuerde que es importante darse tiempo para descansar y recuperarse.

El seguimiento de su progreso requiere que tenga objetivos mensurables. Los hitos que fije deben ser específicos. Establecer un objetivo, como querer ser más flexible, móvil o estable, no es mensurable. Si quiere ser más flexible, cree una medida de flexibilidad que se adapte a su desarrollo. Si quiere ser más fuerte, establezca un peso que le gustaría levantar. Cree periodos en los que medirse con respecto a sus objetivos, como semanales, diarios o mensuales. De este modo, podrá saber si está progresando o si permanece estancado. Si no avanza al ritmo que desea, deberá ajustar su régimen, ya sea modificando el ejercicio o cambiando su dieta. La salud es un viaje holístico, por lo que hay que tener en cuenta todos los factores en su práctica, incluyendo lo que hace y lo que come.

Una representación visual de sus objetivos le ayuda a mantenerse motivado. Elabore un gráfico en el que compare sus objetivos con su progreso real. Coloque ese gráfico en una zona visible para que le recuerden lo que quiere conseguir. Por ejemplo, si está haciendo estiramientos para mejorar la movilidad y mide sus progresos por la distancia que camina semanalmente, ponga en la tabla cuántos metros o pasos quiere caminar y, después, cada semana, anote el número de pasos que ha completado. Esta representación visual le da una sensación de logro cuando alcanza sus objetivos y de inspiración para hacerlo mejor cuando no ha conseguido lo que se había propuesto. Hacerse responsable de sus progresos pone más poder y responsabilidad en sus manos. Su camino hacia una salud óptima está pavimentado con su compromiso. Por lo tanto, su seguimiento personalizado y el establecimiento de objetivos están trazando el mapa que guiará su viaje hacia la buena forma física.

El yoga en silla como viaje y estilo de vida

La premisa básica del yoga en silla es encontrar formas de utilizar objetos, muebles y actividades comunes para mejorar su bienestar. Convertir el yoga en silla en un estilo de vida significa extender creativamente sus rutinas de yoga a sus actividades diarias. La cocina, el baño y el salón son sus gimnasios personales si se fija bien. Además, la conexión entre cuerpo, mente y respiración creada por el yoga puede extenderse a muchas actividades que realiza a diario. Mantenerse presente en su cuerpo y enraizarse en el momento le capacitará para tomar las mejores decisiones posibles en materia de salud.

Sea amable consigo mismo y no se estrese demasiado si no avanza tan rápido como desea. En cuanto empiece a darse patadas a sí mismo, estará creando las condiciones para el fracaso. Detenerse porque no progresa acaba por empeorarlo todo porque ahora, en lugar de poner un poco de trabajo diario, acaba por no hacer nada. Cuando no alcance sus expectativas, siga con la práctica y sea paciente. A veces, los beneficios del yoga en silla tardan un poco en manifestarse, pero puede garantizarle que si se mantiene constante ante las dudas, los resultados se manifestarán.

El yoga es más que un ejercicio, es una actividad para conectar con usted mismo. No trate sus rutinas de yoga en silla como algo que tiene que quitarse de en medio. Utilice el tiempo que ha reservado para ponerse en contacto con su cuerpo y poder satisfacer todas sus necesidades. Muévase consciente, cuidadosa y profundamente para experimentar todos los estiramientos y la respiración que le ofrece el sistema de yoga en silla. Cuando se sumerja en esta práctica, encontrará una claridad mental y un alivio físico más allá de lo que había imaginado. Por lo tanto, el yoga en silla es un estilo de vida para recompensarse y mantener su cuerpo con la atención que se merece por haberle servido durante todos estos años. De este modo, el yoga trasciende el ejercicio y se convierte en un vehículo para la apreciación de uno mismo.

Conclusión

Ahora que ha llegado al final de este libro, está listo para embarcarse en su viaje de yoga en silla y beneficiarse de todo lo que ofrece esta práctica. La realización de todos los ejercicios mencionados en los capítulos anteriores le garantiza una mejora del equilibrio, la postura y la movilidad, al tiempo que le aporta una gran cantidad de beneficios para su salud mental y emocional. Entre ellos se incluyen la disminución del estrés y la ansiedad y una mayor concentración y claridad mental. Este libro se ha elaborado pensando en las personas mayores, lo que garantiza que las personas con distintos niveles de movilidad y forma física puedan beneficiarse de los ejercicios que se describen en él.

Al leer este libro, habrá aprendido sobre el poder transformador de la atención plena, los ejercicios de respiración y, lo que es más importante, los movimientos suaves que incorpora el yoga en silla. También entenderá cómo desafiar a su cuerpo de forma segura a través de prácticas que se adaptan a él para mejorar sus capacidades. Este libro no es como cualquier otro del mercado. No sólo le dice lo que tiene que hacer, sino que le guía sobre cómo hacerlo con seguridad y eficacia. Las instrucciones paso a paso y fáciles de seguir que se exponen en este libro le garantizan que obtendrá todos los beneficios de esta suave forma de ejercicio. Este libro le servirá de guía a lo largo de su viaje por el yoga en silla. Siempre podrá volver a él cuando necesite refrescar la memoria sobre qué posturas practicar y cómo hacerlas. También estará ahí para motivarle a mejorar su bienestar general.

El yoga en silla no es sólo una forma de mejorar su salud física. Es un vehículo holístico que le guía hacia una mente, un cuerpo y un espíritu mejores. Le enseña a ser consciente de sus pensamientos, a estar presente en el momento y a controlar su respiración para asegurarse de que su cuerpo aprovecha todo el oxígeno que recibe. Descubrirá cómo recibir todos los beneficios de la práctica habitual del yoga mientras utiliza una silla para mantener el equilibrio y reducir el riesgo de caídas. Al leer este libro, ya sabe que puede hacer ejercicio de forma segura, en la comodidad de su propia casa y según sus propios horarios, sin necesidad de gastar mucho dinero en un gimnasio o en una inscripción a clases o en un entrenador personal. Todo lo que necesita saber sobre esta forma suave de ejercicio en relación con cómo utilizarlo para mejorar su amplitud de movimiento y aumentar su bienestar mental, físico y emocional general se ilustra con detalle en estos capítulos.

Vea más libros escritos por Scott Hamrick

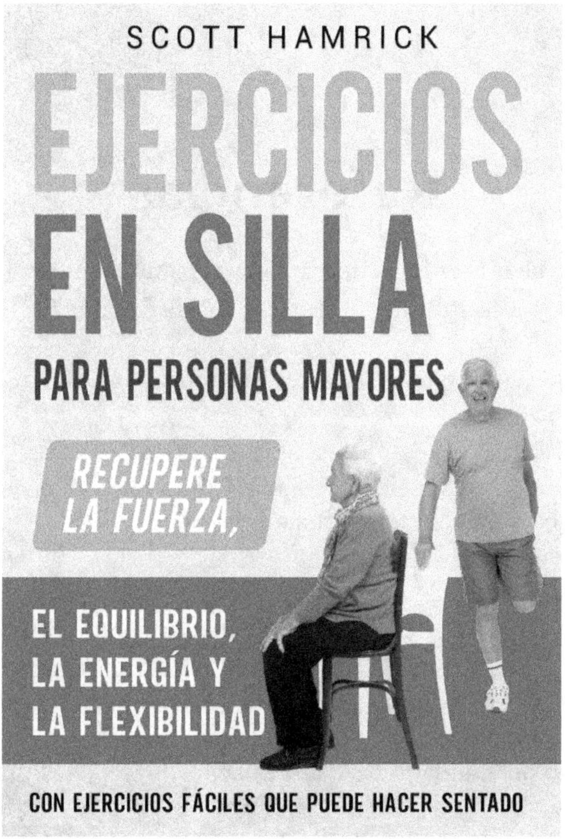

Referencias

10 alimentos para favorecer la recuperación y reparación muscular. (2020, 24 de enero). SWEAT. https://www.sweat.com/blogs/nutrition/foods-for-muscle-recovery

4 consejos para que las personas mayores mantengan una buena postura. (s.f.). Www.seniorhelpers.com. https://www.seniorhelpers.com/wi/madison/resources/blogs/2023-07-12/

Un poco de movimiento es mejor que nada: Cómo los pequeños microentrenamientos pueden tener un gran impacto | SBM. (s.f.). Sociedad de Medicina Conductual. https://www.sbm.org/healthy-living/a-little-movement-is-better-than-none-how-small-micro-workouts-can-have-a-big-impact

Abbate, E. (s.f.). ¿Dolorido después de un entrenamiento? Pruebe estos alimentos. Salud. https://health.com/nutrition/muscle-recovery-foods

Asistencia a domicilio Assisting Hands. (2022, 15 de marzo). ¿Qué causa una mala postura? ¿Cómo mejorar la postura en las personas mayores? Assisting Hands- Al servicio del condado de Palm Beach. https://assistinghands.com/34/florida/palmbeach/blog/how-to-improve-posture-in-seniors/

Bhastrika Pranayama - Cómo hacer Bhastrika y sus beneficios. (2023, 1 de agosto). Www.artofliving.org. https://www.artofliving.org/in-en/yoga/pranayama/bhastrika-pranayam

Bidhuri, Arushi. "Postura del barco (Navasana): Cómo practicarla, beneficios y precauciones". TheHealthSite, 11 de enero de 2022, www.thehealthsite.com/fitness/yoga-asana/boat-pose-navasana-how-to-practice-benefits-and-precautions-857624/.

Braverman, J. (2023, 19 de enero). Las 7 mejores posturas de yoga en silla para las personas mayores (respaldadas por expertos). GoodRx. https://www.goodrx.com/health-topic/senior-health/chair-yoga-for-seniors

Braverman, J. (2023, 19 de enero). Las 7 mejores posturas de yoga en silla para las personas mayores (respaldadas por expertos). GoodRx. https://www.goodrx.com/health-topic/senior-health/chair-yoga-for-seniors

Brennan, D. (2021, 18 de octubre). Los mejores estiramientos dinámicos para personas mayores. WebMD. https://www.webmd.com/healthy-aging/9-best-dynamic-stretches-for-older-adults

Davidson, Katey. "Postura de paloma: Beneficios, riesgos y variaciones". Healthline, 4 mar. 2021, www.healthline.com/health/fitness/pigeon-pose#benefits.

Dovan, M. L. (2020, 31 de mayo). Respiración y movilidad torácica | Rehab-U BLOG. Rehab-U. https://rehab-u.com/breathing-and-thoracic-mobility/

Draganidis, D., Jamurtas, A., Stampoulis, T., Laschou, V., Deli, C., Georgakouli, K., Papanikolaou, K., Chatzinikolaou, A., Michalopoulou, M., Papadopoulos, C., Tsimeas, P., Chondrogianni, N., Koutedakis, Y., Karagounis, L., & Fatouros, I. (2018). Perfiles dispares de actividad física habitual e ingesta dietética de hombres mayores con inflamación sistémica baja y elevada. Nutrients, 10(5), 566. https://doi.org/10.3390/nu10050566

Esteves, Andreia. "La hora de la montaña (postura): 7 beneficios de Tadasana". Greatist, 6 de mayo de 2021, greatist.com/fitness/tadasana-benefits.

Freutel, N. (2016, 13 de enero). Ejercicios de estiramiento para las personas mayores: Mejore la movilidad. Healthline. https://www.healthline.com/health/senior-health/stretching-exercises

Empezar - Consejos para el éxito del ejercicio a largo plazo. (s.f.). Www.heart.org. https://www.heart.org/en/healthy-living/fitness/getting-active/getting-started---tips-for-long-term-exercise-success

Gmshoaib. (2023, 27 de noviembre). Los 7 hechos principales sobre el yoga en silla: ¿Qué lo hace importante? Medio. https://medium.com/@gmshoaib625/top-7-facts-about-chair-yoga-what-makes-it-https://medium.com/@gmshoaib625/top-7-facts-about-chair-yoga-what-makes-it-important-07f736c54344

Grebeniuk, Eve Chalicha, I. "Yoga en silla para fortalecer el núcleo: La guía definitiva". BetterMe Blog, 3 de julio de 2023, better. world/articles/chair-yoga-for-core-strength/.

Haigler, D. (s.f.). Los principales beneficios del yoga en silla. Yoga para todos los humanos. https://yogaforallhumans.com/blog/benefits-of-chair-yoga

Salud de Harvard. (2019, 21 de marzo). Beneficios de la atención plena. HelpGuide.org. https://www.helpguide.org/harvard/benefits-of-mindfulness.htm

HealthyBodies. (2019, 21 de enero). 7 razones por las que los estiramientos diarios son importantes para las personas mayores de 60 años. Servicios de fisioterapia Cheltenham. https://www.healthybodiesphysiotherapy.com.au/7-reasons-daily-stretches-are-important-for-people-over-60/

Helmer, J. (2022, 22 de febrero). Posturas de yoga en silla. WebMD. https://www.webmd.com/fitness-exercise/features/chair-yoga-poses

Asociación de Yoga del Himalaya (Ashram de Yoga). (2023, 2 de diciembre). Asociación de Yoga del Himalaya (Yoga Ashram). https://himalayanyogaashram.com/blog/2023/02/18/the-relationship-between-yoga-and-nutrition-including-tips-for-a-balanced-diet-to-support-your-practice/

Hjalmarsdottir, F. (2018). 12 alimentos muy ricos en omega-3. Healthline. https://www.healthline.com/nutrition/12-omega-3-rich-foods

Horne, B. (2023, 7 de septiembre). Yoga en silla para las personas mayores: Beneficios y posturas para principiantes. Www.medicalnewstoday.com. https://www.medicalnewstoday.com/articles/chair-yoga-for-seniors

Horne, B. (2023, 7 de septiembre). Yoga en silla para las personas mayores: Beneficios y posturas para principiantes. Www.medicalnewstoday.com. https://www.medicalnewstoday.com/articles/chair-yoga-for-seniors#does-it-work

Horne, B. (2023, 7 de septiembre). Yoga en silla para las personas mayores: Posturas y cómo intentarlo. https://www.medicalnewstoday.com/articles/chair-yoga-for-seniors#summary

Horne, Bria. "Yoga en silla para las personas mayores: Beneficios y posturas para principiantes". Www.medicalnewstoday.com, 7 de septiembre de 2023, www.medicalnewstoday.com/articles/chair-yoga-for-seniors#poses.

Cómo preparar comidas para las personas mayores - Guía para principiantes. (s.f.). Las personas mayores. https://senioridy.com/more-resources/how-to-meal-prep-for-seniors-the-beginner-s-guide

JasmineHEH. (2023, 28 de abril). Yoga para ancianos | Una guía completa. Residencias de ancianos de primera clase en el norte de Devon y Somerset. https://eastleighcarehomes.co.uk/blog/yoga-for-the-elderly/

Jeffries, Tamara Y. "13 posturas de yoga en silla para las personas mayores". Yoga Journal, 19 nov. 2022, www.yogajournal.com/practice/chair-yoga-for-seniors/?scope=anon.

Johansson, N. (2019, 14 de marzo). Cómo hacer Kumbhaka Pranayama - Retención de la respiración completa. Yogateket. https://www.yogateket.com/blog/how-to-do-kumbhaka-pranayama-full-breath-retention

Joshi, Himanshu. "Yoga en Rishikesh". Asociación de Yoga del Himalaya (Yoga Ashram), 4 ene. 2019, www.himalayanyogaashram.com/blog/2019/01/04/bharadvajasana-bharadvajas-twist/.

Juliano-Villani, G. (2023, 9 de enero). Respiración consciente: definición, técnicas y beneficios. https://www.choosingtherapy.com/mindful-breathing/

Kapalbhati Pranayama: Cómo hacerlo, pasos y beneficios. (2020, 27 de noviembre). Aprenda yoga, asanas y meditación. https://www.vinyasayogaashram.com/blog/kapalbhati-pranayama-how-to-do-it-steps-and-benefits/

Kennedy, D. (s.f.). Ejercicio respiratorio para dormir mejor: Viloma Pranayama. Ayla. https://aylabeauty.com/blogs/article/breathing-exercise-for-better-sleep-viloma-pranayama

Koehler, K., & Drenowatz, C. (2019). Papel integrado de la nutrición y la actividad física para la salud a lo largo de la vida. Nutrients, 11(7), 1437. https://doi.org/10.3390/nu11071437

Kovar, E. (2015, 18 de junio). Posturas de yoga en silla | 7 posturas para mejorar el equilibrio. Www.acefitness.org. https://www.acefitness.org/resources/everyone/blog/5478/chair-yoga-poses-7-poses-for-better-balance/

Kovar, E. (2015, 18 de junio). Posturas de yoga en silla | 7 posturas para mejorar el equilibrio. Www.acefitness.org. https://www.acefitness.org/resources/everyone/blog/5478/chair-yoga-poses-7-poses-for-better-balance/

Kristin. (2017, 6 de marzo). Ejercicios de respiración para la práctica del yoga en silla: El Yoga Comienza Con La Respiración. Kristin McGee. https://kristinmcgee.com/breathing-exercises-chair-yoga-practice

Kubala, J. (2020, 15 de julio). 16 Alimentos ricos en minerales. Healthline. https://www.healthline.com/nutrition/foods-with-minerals

Leal, D. (s.f.). El papel de la nutrición en la forma física. Verywell Fit. https://verywellfit.com/why-you-need-nutrition-and-fitness-3121363#toc-hydration-makes-a-difference

Lindberg , S. (2020, 23 de septiembre). Posturas de Yoga Restaurativo: Beneficios y posturas para la relajación. Healthline. https://www.healthline.com/health/restorative-yoga-poses

Livaskani, K. (2021, 14 de septiembre). 7 ejercicios de estiramiento fáciles de empezar para las personas mayores - NurseRegistry. Registro de enfermeras. https://www.nurseregistry.com/blog/7-easy-to-start-stretching-exercises-for-elderly-parents/

Locatelli, C. (2023, 22 de septiembre). Cocinar para la tercera edad. Elder. https://www.elder.org/home-care/meal-preparation-for-the-elderly/

Martins, F. (2022, 3 de noviembre). Precauciones sobre el yoga en silla. Centro de bienestar Aura. https://aurawellnesscenter.com/2022/11/03/chair-yoga-precautions/

Esteras. (2020, 7 de octubre). El yoga restaurativo y sus beneficios para las personas mayores. Yogasana. https://yogasanamats.com/blogs/news/restorative-yoga-and-its-benefits-for-senior-citizens

Beneficios para la salud mental de la respiración profunda. (2021, 11 de junio). Diversus Health. https://diversushealth.org/mental-health-blog/the-mental-health-benefits-of-deep-breathing/

Fundación para la Salud Mental. (2022). Cómo cuidar su salud mental utilizando la atención plena. Www.mentalhealth.org.uk. https://www.mentalhealth.org.uk/explore-mental-health/publications/how-look-after-your-mental-health-using-mindfulness

Mitchell, E. (2021, 11 de agosto). Yoga en silla: un entrenamiento suave de 5 minutos en casa. Www.bupa.co.uk. https://www.bupa.co.uk/newsroom/ourviews/chair-yoga

Consejo Nacional sobre el Envejecimiento. (2021, 23 de septiembre). El Consejo Nacional sobre el Envejecimiento. Www.ncoa.org. https://www.ncoa.org/article/10-reasons-why-hydration-is-important

Newlyn, E. (2022, 5 de diciembre). Recetas para un retiro de yoga en casa. Ekhart Yoga. https://ekhartyoga.com/articles/recipes/recipes-for-a-home-yoga-retreat

O'Neill, K. O. (2023, 11 de enero). Consejos para planificar comidas saludables para personas mayores. Tunstall Healthcare. https://www.tunstallhealthcare.com.au/blog/meal-planning-tips-for-older-adults

Recetas pre y post yoga. (2022, 22 de junio). TheHealthSite. https://www.thehealthsite.com/fitness/healthy-and-easy-recipes-to-try-pre-and-post-yoga-888739/

Rose, S. J. (2023, 23 de noviembre). Yoga en silla para las personas mayores: ¿Cuáles son sus beneficios? Stacy's Health & Wellness News. https://medium.com/stacyshealthandwellness/chair-yoga-for-seniors-what-are-its-benefits-05c22c5ce72c

Rumack, L. (2022, 7 de marzo). I Tried Chair Yoga-Here's What It Was Like. Reader's Digest Canada. https://www.readersdigest.ca/health/fitness/chair-yoga/

Savage, J. (2020, 12 de junio). Secuencia de yoga en silla para caderas e isquiotibiales. Ekhart Yoga. https://www.ekhartyoga.com/articles/practice/chair-yoga-sequence-hips-and-hamstrings

silver_jess. (2020, 21 de enero). La importancia de una dieta sana y equilibrada para los adultos mayores - El-Well. La importancia de una dieta sana y equilibrada para las personas mayores.

https://el-well.com/importance-healthy-balanced-diet-older-adults/

Sinclair, J. (2021, 12 de julio). Cómo la respiración consciente puede cambiar su día (y su vida). Www.betterup.com. https://www.betterup.com/blog/mindful-breathing

Manténgase Hidratado, Manténgase Flexible: La Importancia del Agua en su Pra de Yoga. (2023, 11 de diciembre). MyBorosil. https://myborosil.com/blogs/borosil-blog/stay-hydrated-stay-flexible-the-importance-of-water-in-your-yoga-practice

Strong, R. (2023, 30 de enero). 8 posturas de yoga que utilizan una silla en lugar de una esterilla para mejorar el equilibrio, aliviar los músculos tensos y mucho más. Business Insider. https://www.businessinsider.com/guides/health/fitness/chair-yoga

Historias de éxito | Salud y bienestar en Roseville. (s.f.). Rosevillehwc.com. https://rosevillehwc.com/success-stories/

Telloian, C. (2021, 4 de octubre). Respiración consciente: beneficios, tipos y cómo hacerlo. Psych Central. https://psychcentral.com/health/mindful-breathing#next-steps

Los beneficios de los ejercicios de estiramiento para las personas mayores - Vida para mayores y residencias de ancianos en Indiana | ASC. (2016, 21 de enero). Www.asccare.com. https://www.asccare.com/the-benefits-of-stretching-exercises-for-seniors/

Los seis nutrientes básicos. (2019, 15 de marzo). Programa de Nutrición Familiar de Virginia. https://eatsmartmovemoreva.org/the-six-basic-nutrients/

El Plato de Yoga. (2019, octubre). Sopa de lentejas sustanciosa. The Yoga Plate. https://theyogaplate.com/lentil-soup/

El Plato del Yoga. (2020, 1 de noviembre). ¡Tarta de manzana vegana casera! The Yoga Plate. http://theyogaplate.com/apple-pie-yes-please/

TNN. (s.f.). Receta de ensalada de brócoli | Receta de ensalada de brócoli | Ensalada sana de brócoli y tomate. Recipes.timesofindia.com. https://recipes.timesofindia.com/recipes/broccoli-tomato-salad/rs56806967.cms

Las 10 mejores posturas de yoga en silla para las personas mayores [Infografía]. (2020, 12 de febrero). Senior Lifestyle. https://www.seniorlifestyle.com/resources/blog/infographic-top-10-chair-yoga-positions-for-seniors/

Las 10 mejores posturas de yoga en silla para las personas mayores [Infografía]. (2020, 12 de febrero). Senior Lifestyle. https://www.seniorlifestyle.com/resources/blog/infographic-top-10-chair-yoga-positions-for-seniors/

Pruebe estas recetas saludables para potenciar su práctica de yoga I Electrodomésticos Hafele. (2022, 13 de junio). Hafeleappliances.com. https://hafeleappliances.com/blogs/culinary-corner/try-these-healthy-recipes-to-boost-your-yoga-practice

Tummee.com. "Postura de la plancha con silla de yoga (Phalakasana con silla) | Secuencias de yoga, beneficios, variaciones y pronunciación sánscrita | Tummee.com". Tummee.com, 22 de julio de 2018, www.tummee.com/yoga-poses/plank-pose-with-chair.

Ujjayi Pranayama (Respiración Ujjayi): Cómo Hacerlo, Pasos y Beneficios. (2020, 7 de diciembre). Aprenda yoga, asanas y meditación. https://www.vinyasayogaashram.com/blog/ujjayi-pranayama-ujjayi-breathing-how-to-do-it-steps-and-benefits/

Vitaminas y minerales. (2020, 30 de abril). Www.nhsinform.scot. https://www.nhsinform.scot/healthy-living/food-and-nutrition/eating-well/vitamins-and-minerals/

Weber, M. (2019, 7 de febrero). HelpGuide.org. HelpGuide.org. https://www.helpguide.org/articles/healthy-eating/eating-well-as-you-age.htm

¿Cuál es el mejor tipo de yoga para las personas mayores? (s.f.). Senior Services of America. https://seniorservicesofamerica.com/blog/what-is-the-best-type-of-yoga-for-seniors/

Yogapedia. (2023, 21 de diciembre). Yoga en silla. Yogapedia. https://www.yogapedia.com/definition/10518/chair-yoga

Fuentes de imágenes

[1] *ATRIBUCIÓN 2.0 GENÉRICA CC POR 2.0 <https://creativecommons.org/licenses/by/2.0/>
https://www.flickr.com/photos/calliope/5283097891*

[2] *https://www.wallpaperflare.com/chairs-near-window-seminar-room-yoga-room-meditation-indoors-wallpaper-wmfki*

[3] *https://www.pexels.com/photo/elderly-couple-doing-leg-stretching-6815685/*

[4] *BruceBlaus, CC BY-SA 4.0 <https://creativecommons.org/licenses/by-sa/4.0>, vía Wikimedia Commons: https://commons.wikimedia.org/wiki/File:Exercise_Ankle_Rotation.png*

[5] *https://www.pexels.com/photo/close-up-shot-of-an-elderly-woman-7500705/*

[6] *BruceBlaus, CC BY-SA 4.0 <https://creativecommons.org/licenses/by-sa/4.0>, vía Wikimedia Commons: https://commons.wikimedia.org/wiki/File:Exercise_Neck_Shrugs.png*

[7] *https://pixabay.com/vectors/aerobics-exercise-silhouette-woman-4270192/*